Mangiameli
Richtig einkaufen
Essen und abnehmen

W0044686

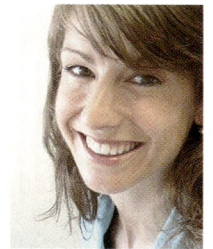

Franca Mangiameli ist Diplom-Oecotrophologin und arbeitet für das bundesweite Ernährungsberatungsnetzwerk Dr. Ambrosius. Bekannt wurde die Ernährungsexpertin durch ihre vielen Fernsehauftritte und durch ihr Erfolgsbuch LOGI-GUIDE.

Für ihre Diplom-Arbeit wurde sie mit dem renommierten Oecotrophica-Preis ausgezeichnet.

Franca Mangiameli

Richtig einkaufen
Essen und abnehmen
Der Satt-Mach-Guide

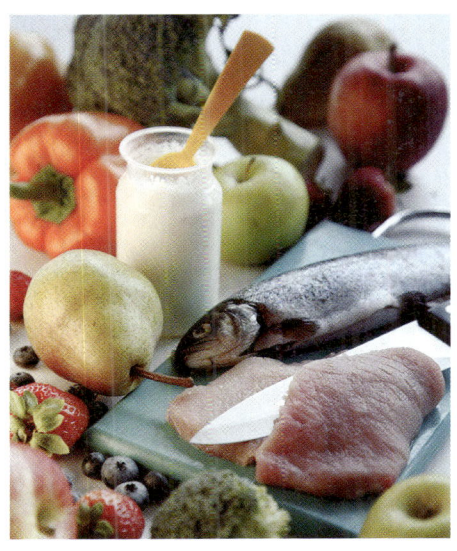

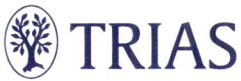

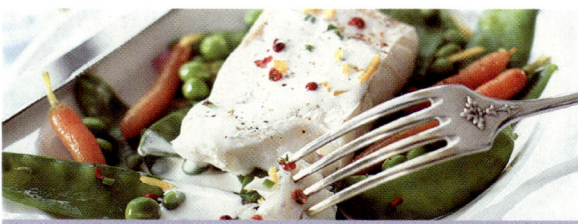

Satt abnehmen

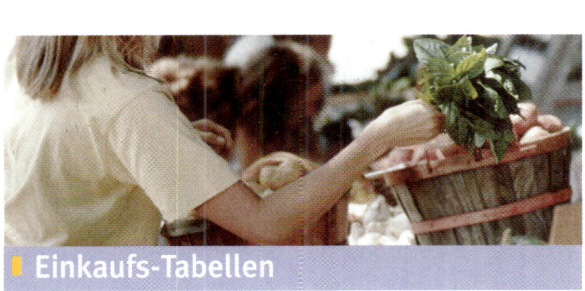

▌ Einkaufs-Tabellen

Ihr Einkaufsführer: handlich, praktisch, gut

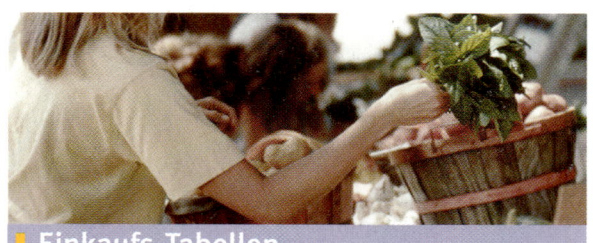

Einkaufs-Tabellen

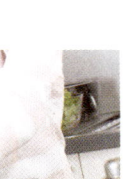

Kochen und unterwegs essen

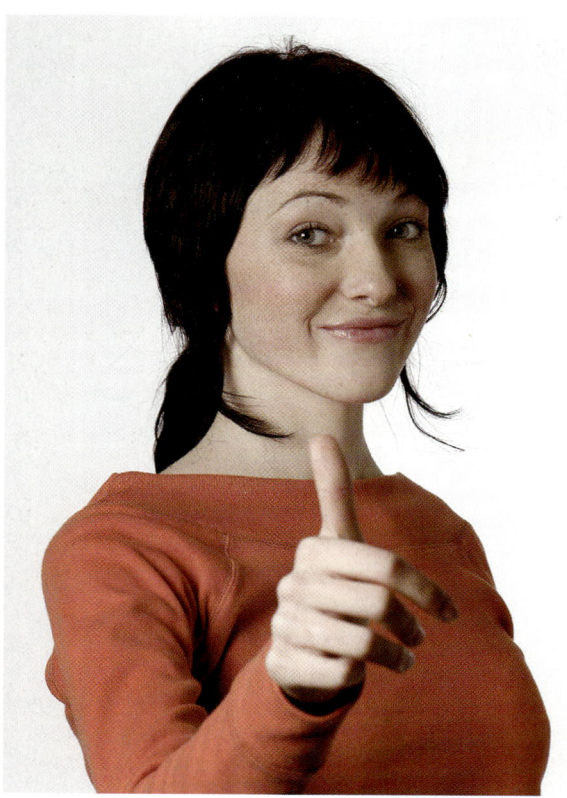

Liebe Leserin, lieber Leser,

kennen Sie den Kampf mit den überflüssigen Pfunden? Haben Sie auch schon an Diätversprechungen geglaubt und tapfer versucht, mit der »Ananas- oder Kartoffeldiät« abzunehmen, nur um nach wenigen Wochen noch ein Kilo mehr auf den Hüften zu haben? Mittlerweile sind laut Ernährungsbericht von 2004 mehr als die Hälfte der Frauen und Männer in Deutschland übergewichtig. Sie stehen mit dem Problem also nicht allein da. Das macht die Sache natürlich nicht leichter, aber lässt den Diätmarkt so richtig boomen: Ständig werden neue Abnehmmethoden oder Diätpillen auf den Markt geworfen.

Viele Abnehmwillige sind ratlos und greifen zu immer radikaleren Methoden. Noch weniger essen, noch einseitiger – doch statt Gewicht zu verlieren, werden sie durch das Hungern immer dicker. Abnehmen funktioniert eben gerade nicht mit leerem Magen und ständigen Hungergefühlen. Die Regulation von Hunger und Sättigung ist sehr komplex und nicht nur abhängig von der aufgenommenen Kalorienmenge.

Wenn Sie wissen, wie es zum knurrenden Magen kommt, ob der Magen zwischen einer kalorienreichen oder -armen Kost unterscheiden kann und welche Nährstoffe in unseren Lebensmitteln längerfristig satt oder schnell wieder hungrig machen, können Sie langfristige Abnehmerfolge erzielen. Mit Hilfe dieses Satt-Mach-Guides lernen Sie, Ihr Essen nach dem Satt-Mach-Prinzip zusammenzustellen. Abnehmen durch Hungern und Kalorienzählerei sind damit Schnee von gestern.

Viel Spaß beim Sattessen!   Ihre Franca Mangiameli

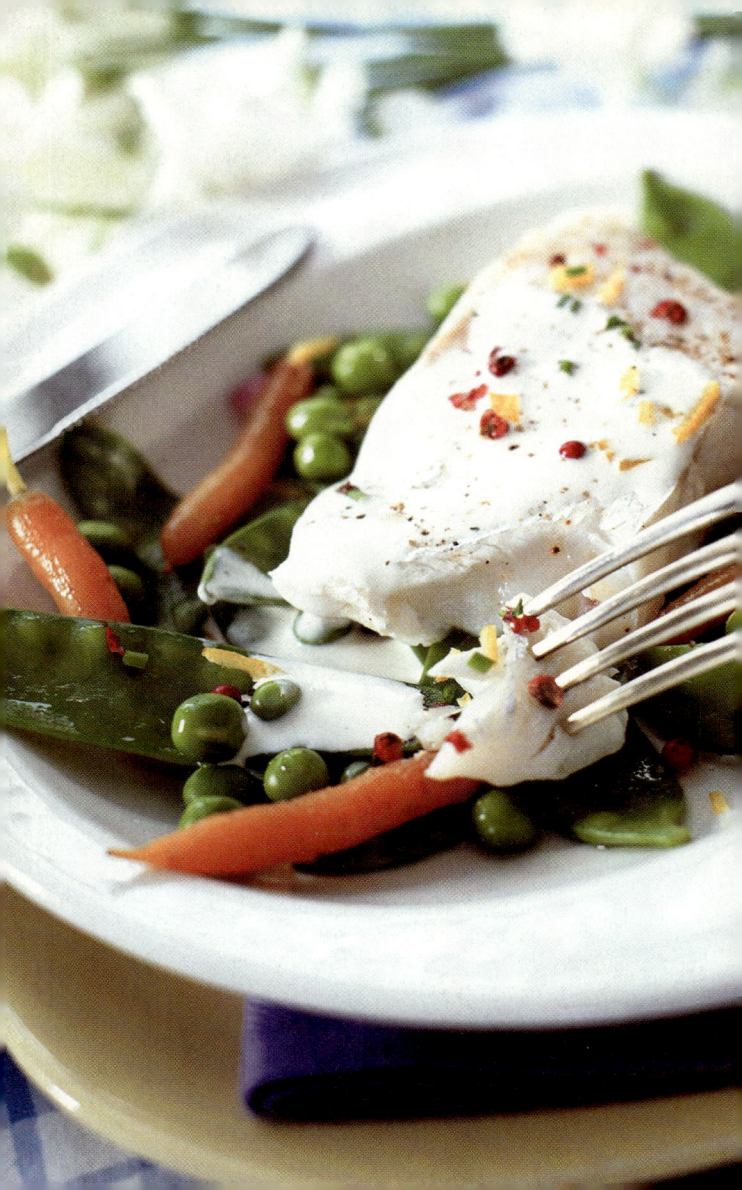

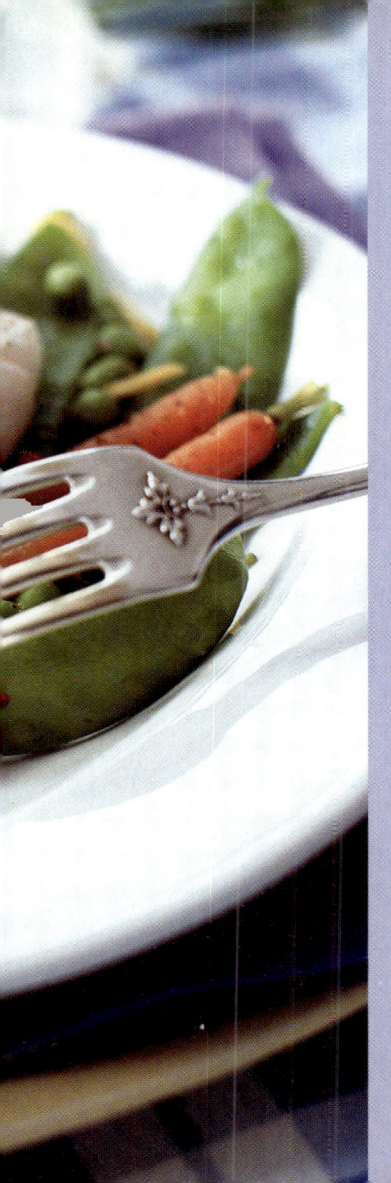

Satt abnehmen

Warum wird man die einmal angefutterten Pfunde so schwer wieder los? Und warum bringen Diäten – wenn überhaupt – nur sehr kurzfristige Erfolge? Wenn man versteht, wie der Körper das Gewicht reguliert und wie Hunger und Sättigung eigentlich funktionieren, ergibt sich eine Strategie, mit der man langfristig und ohne Jojo-Effekt abnehmen kann. Sie dürfen sich grundsätzlich satt essen, hierbei spielen Eiweiße, die Nahrungsmenge und Ballaststoffe eine wichtige Rolle.

Endlich schlank

Wer kennt das nicht: Eine Diät jagt die nächste – doch von langfristigem Erfolg ist weit und breit keine Spur. Ganz im Gegenteil, Gewichtsverläufe von Abnehmwilligen zeigen häufig schleichende Gewichtszunahmen, die sich über mehrere Jahre, sogar Jahrzehnte, ziehen. Die durchgeführten, jedoch gescheiterten Abnehmversuche hinterlassen regelmäßig ein bis zwei Kilo mehr auf der Waage.

Warum Diäten meist nicht funktionieren

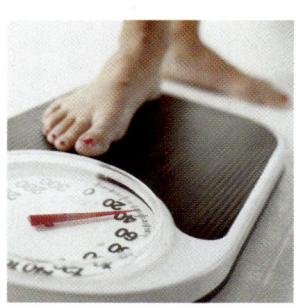

Bei Hunger schaltet der Körper auf Sparprogramm.

Crash-Diäten, die weniger als 1000 kcal pro Tag liefern, lassen unseren Stoffwechsel auf Sparflamme fahren. In früheren Zeiten, als wir noch körperlich aktiv sein mussten, um die ohnehin knappe Nahrung zu jagen, war dieser Sparmodus sicherlich ein Überlebensvorteil. Der Körper musste lernen, die Energie so ökonomisch wie möglich auszunutzen, um möglichst lange davon zu zehren. Eine effektive Fettverbrennung war eher kontraproduktiv, denn Fett brauchte der Mensch als Energiereserve für diese Notzeiten.

Dieser sensible Mechanismus ist uns als Erbe aus früheren Zeiten erhalten geblieben. Hungern wir heutzutage freiwillig im Rahmen einer Diät, schaltet sich unser altes Sparprogramm wieder ein. Der Körper weiß leider nicht, dass wir uns absichtlich in diesem »Hungerzustand« befinden. Die Fettverbrennung wird heruntergefahren, die Fetteinlagerung dafür aktiviert. Und obwohl wir immer weniger essen, nehmen wir nicht mehr ab.

Muskeln haben es in sich

Dass kurzfristige und schnelle Gewichtsverluste bei Hungerkuren und Crash-Diäten nicht das gewünschte Körperfett verbrennen, ist längst kein Geheimnis. Der Körper reagiert mit großen Wasserverlusten, zudem baut er Eiweiße aus den Muskeln ab, um diese zur Energiegewinnung heranzuziehen. Für einen langfristigen Abnehmerfolg ist dieser Mechanismus eher ungeeignet, da Muskeln als Verbrennungsöfen unser Körperfett zum Schmelzen bringen. Mit jedem Kilogramm Muskulatur verbrennt der Körper ca. 30 kcal mehr Energie als mit einer vergleichbaren Menge Fett. Da Crash-Diäten unsere Muskeln angreifen, wird folglich die Fettverbrennung langfristig herabgesetzt. Der Jojo-

Wichtig

Wer im Rahmen einer Diät zu wenig isst, schadet sich doppelt: Der Grundumsatz fährt auf Sparflamme, um die zugeführten Kalorien möglichst gut für die Hungerzeit auszunutzen. Der 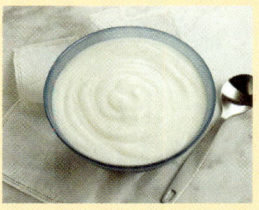 gleichzeitige Muskelabbau setzt noch einen drauf: Im schlimmsten Fall kann der Stoffwechsel nach einer Crash-Diät bis zu 40 % sinken. Das spätere Zunehmen ist programmiert.

Effekt beim Übergang zu einer »normalen« Kost ist damit programmiert.

Hungrige leere Fettzellen

Übergewichtige Menschen besitzen in der Regel große gefüllte Fettzellen. Diese produzieren einen Signalstoff – das Leptin –, welches dem Gehirn die Botschaft »wir haben genügend Energiereserven – kein weiterer Bedarf!« übermittelt. Daraufhin wird der Appetit gedrosselt und der Stoffwechsel aktiviert, um nicht mehr Fettdepots aufzubauen. Im Rahmen einer Diät werden die Fettzellen entleert – vergleichbar mit einem Ballon, aus dem die Luft entweicht. Leere Fettzellen produzieren kaum Leptin, was zur Folge hat, dass das Gehirn von leeren Fettspeichern ausgeht und entsprechende Maßnahmen einleitet, um an einen Energie-Nachschub zu kommen. Diese Maßnahmen sind Hunger oder Appetit sowie die Drosselung des Stoffwechsels. Leere Fettzellen haben zudem die Eigenschaft sich besonders schnell wieder auffüllen zu wollen. Es kommt also alles zusammen, was das Scheitern der Diät fördert: Die geringe Kalorienzufuhr und der Muskelabbau drosseln den Stoffwechsel, die leeren Fettzellen regen den Appetit an, wodurch mehr gegessen wird. Leider braucht aber der diätgeplagte Stoffwechsel mindestens zwei Monate, bis er wieder

TIPP

Versuchen Sie, extreme Gewichtsschwankungen durch Crash-Diäten zu vermeiden, um ein Größerwerden der Fettzellen zu verhindern. Versuchen Sie lieber, den Schalter im Kopf umzulegen und eine langfristige Verhaltensänderung anzustreben.

in der Lage ist, auf dem alten Stoffwechselniveau zu arbeiten. Innerhalb dieser Zeit bauen sich die Fettdepots wieder auf – es kommt zum Jojo-Effekt.

Vermeiden Sie strikte Verbote

Ständiges Diäthalten führt häufig zu einem kalorienfixierten Essverhalten. Hiermit geht das Verlernen eines natürlichen Hunger- und Sättigungsmechanismus einher. Entweder wird das Hungergefühl im Rahmen einer Diät ignoriert oder in Frustphasen das Sättigungssignal übergangen. Auf diese Art und Weise verfallen Abnehmwillige häufig dem »Alles-oder-nichts-Prinzip«. Dies bedeutet, dass in guten Abnehmphasen strikte Verbote wie »ich esse nie wieder Kuchen« gut eingehalten werden. In schwachen Phasen wird

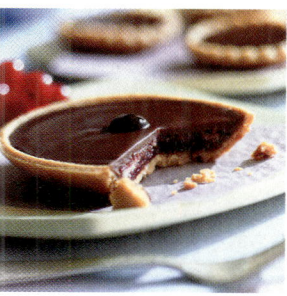

dieses rigide Verhalten gebrochen und der Kuchen wird willenlos verschlungen. Das Nichteinhalten der gesteckten Ziele wird als Versagen interpretiert. Aus diesem Frust heraus werden alle guten Vorsätze über Bord geworfen – die Diät scheitert.

Um ein Scheitern zu verhindern, ist eine flexiblere Kontrolle notwendig. Der Kuchen ist danach nicht

Wenn Sie Schokotörtchen lieben, dann gönnen Sie sich ab und an diesen Genuss!

verboten, sondern sollte bewusst in kleineren Mengen in den Speiseplan eingebaut werden. Damit wird das Verlangen auf sündhafte Lebensmittel abgeschwächt und unkontrolliertes Essen verhindert. Das »maßvolle Sündigen« als

Baustein eines Abnehmkonzeptes zeigt in der Praxis größere Erfolge sowohl in der Gewichtsabnahme als auch in der Verhaltensänderung.

Hungrig hält man nicht lange durch

Jeder der schon einmal eine Diät gemacht hat, kennt das nagende Gefühl im Magen beim Einschlafen. »Durchhalten« lautet das Motto. Doch wie lange kann man solche Hungerphasen durchstehen? Während sich beim Fasten nach drei Tagen ein Glücksgefühl einstellt, nimmt beim Hungern durch Diät das Glücksgefühl von Tag zu Tag ab. Der Frust wächst kontinuierlich mit dem Hunger. Hinzu kommt die Einseitigkeit vieler Diäten (z.B. Ananasdiät, Kartoffeldiät, Reisdiät). Der Körper bekommt unzureichend Nährstoffe, wodurch der Stoffwechsel nicht reibungslos funktionieren kann. Folgen sind häufig Kopfschmerzen, Verdauungsprobleme, Müdigkeit und Leistungsabfall. Weiterhin können typische »Diätlaunen« entstehen. Möglicherweise besteht hier ein Zusammenhang zwischen einer einseitigen Ernährung und einem Mangel an Tryptophan. Aus Tryptophan wird Serotonin gebildet, das stimmungsaufhellend wirkt. Glücklicherweise werden Radikalkuren oft sehr schnell wieder abgebrochen. Erfolgreiches Abnehmen funktioniert nur, wenn man sich satt essen darf.

Wichtig

Ein erfolgreiches Abnehmkonzept muss langfristig angelegt und flexibel sein, genügend Energie und Nährstoffe für reibungslose Stoffwechselvorgänge liefern, und es muss vor allem satt machen. Nur wer beim Abnehmen keinen Hunger verspürt, ist in der Lage eine Gewichtsreduktion ohne Probleme durchzuhalten.

Die Satt-Mach-Methode

Hunger und Sättigung entstehen durch ein komplexes Zusammenspiel von Verdauungssystem, Zentralnervensystem und Fettgewebe. Reize wie Magendehnung und Ausschüttung von Hormonen oder Signalstoffen sind Spielfiguren bei der Regulation von Hunger und Sättigung. Im Idealfall funktioniert dieser Mechanismus reibungslos und garantiert ein konstantes Körpergewicht. Bei Säuglingen ist dieser natürliche Regelkreis noch vorhanden, denn sie schreien nach Nahrung, wenn sie Hunger haben und hören auf an der Brust oder Flasche zu saugen, sobald sie satt sind. Je älter wir werden, desto mehr wird unser Essverhalten durch äußere Faktoren wie Umwelt und Erziehung beeinflusst. Sich etwas Essbares in den Mund zu stecken, erfolgt nicht mehr aus dem ursprünglichen Bedürfnis heraus, den Hunger zu stillen und den Körper mit notwendigen Nährstoffen zu versorgen. Vielmehr wird gegessen, um sich zu belohnen, um Frust abzubauen, um die Langeweile zu vertreiben oder weil die Uhr 12 schlägt und es Zeit für das Mittagessen ist.

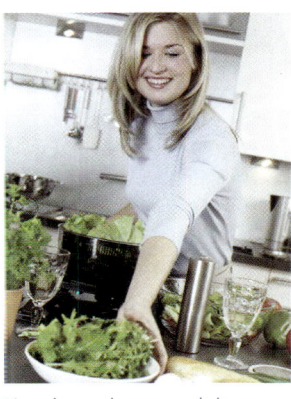

Um abzunehmen und dann auch schlank zu bleiben, sollten Sie sich grundsätzlich satt essen, zum Beispiel mit knackigem Salat und leckerem Gemüse.

Bei übergewichtigen Menschen scheint der Hunger- und Sättigungs-Regelkreis zur Konstanthaltung des Körpergewichts, möglicherweise auch durch extreme

Diätverhalten, zu versagen. Phasen der Unzufriedenheit mit dem eigenen Körpergewicht führen zu unkontrolliertem Essverhalten und damit zu einer Unterdrückung des Sättigungsgefühls. In Abnehmphasen wiederum wird das Hungergefühl überlistet. Das ganze System gerät so außer Kontrolle.

Wie entsteht Hunger?

Wenn der Magen knurrt, würden die meisten antworten. Wissenschaftliche Untersuchungen zeigen aber, dass Menschen, denen der Magen entfernt wurde, weiterhin ein Hungergefühl verspüren. Der Hunger muss also irgendwo anders seinen Ursprung haben. Mittlerweile weiß man, dass Hunger im Kopf entsteht – und zwar in einem kleinen Hirnareal – dem Hypothalamus. Von hier aus werden Hunger, Appetit und Sättigung gesteuert.

Das »Heißhunger-Hormon« Ghrelin

Ghrelin ist ein »Heißhunger-Hormon«, das den Appetit stimuliert. Bei leerem Magen wird Ghrelin freigesetzt und überbringt dem Gehirn die Botschaft: »Bitte essen, der Magen ist leer«. Erst 20 bis 30 Minuten nach Nahrungsaufnah-

TIPP

Erst 20–30 Minuten nach Nahrungsaufnahme werden dem Gehirn Sättigungssignale aus dem Verdauungstrakt gemeldet. Je schneller Sie innerhalb dieser Zeit essen, desto mehr Nahrung und Energie nehmen Sie auf. Lassen Sie sich deshalb beim Essen nicht hetzen – wer sich Zeit lässt, isst automatisch weniger. Ihre Figur wird es Ihnen danken.

me sinkt der Ghrelin-Spiegel wieder und Sättigung kann sich einstellen.

Insulin – Hunger- oder Satt-macher?

Eine kohlenhydrathaltige Mahlzeit, bestehend aus Brot, Nudeln oder Süßigkeiten, führt immer zu einem Blutzuckeranstieg nach dem Essen. Da hohe Blut-zuckerwerte die Gefäße schädigen würden, hat der Körper einen Mechanismus entwickelt, um diesem Problem entge-genzuwirken. Das Hilfshormon Insulin, das beim gesunden Menschen sehr schnell nach kohlenhydrathaltigen Mahl-zeiten ausgeschüttet wird, übernimmt die blutzuckersen-kende Funktion. Auf diese Weise normalisieren sich die

Wichtig

Das nach dem Verzehr von Kohlenhydraten aus-geschüttete Insulin hat zwar kurzfristig eine ap-petitsenkende Wirkung, sollte aber dennoch nicht als Sattmacher ein-gestuft werden. Wenn es

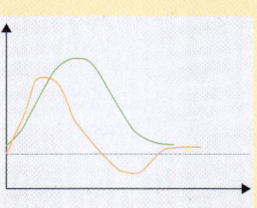

durch den Verzehr von Weißbrot, Süßigkeiten, Nudeln, Brot oder Kartoffeln in zu großen Mengen ausgeschüt-tet wird (grüne Kurve), sinkt der Blutzucker unter den Ausgangwert (orange Kurve), was umgehend zu neu-em Heißhunger führt. Auf diese Weise wird mehr ge-gessen und das kann sich auf Dauer um die Hüften be-merkbar machen. Außerdem hemmt Insulin zusätzlich noch den Fettabbau im Fettgewebe und fördert somit die Entstehung von Übergewicht.

Werte innerhalb von 2 Stunden. Mit dem raschen Insulinanstieg setzt allmählich die Sättigung ein und der Appetit sinkt. Dies ist allerdings ein akuter Effekt.

Studien haben gezeigt, dass vor allem solche Lebensmittel mit einer schnellen Blutzuckerwirkung, wie gesüßte Getränke oder Weißbrot, zu einer kurzfristigen Sättigung von ca. 1 Stunde führen. Dagegen bewirken Lebensmittel mit einer schwachen Blutzuckerwirkung, wie Gemüse oder Hülsenfrüchte, eine längerfristige Sättigung von bis zu 3 Stunden.

Glykämische Last: Maß für die Blutzuckerwirkung

Je weniger der Blutzuckerspiegel schwankt, desto geringer fallen Heißhungerattacken aus. Anfänglich hat man die Blutzuckerwirkung von kohlenhydrathaltigen Lebensmitteln immer durch den Glykämischen Index (GI) beschrieben. Dieser sagt aus, wie schnell oder wie langsam die Kohlenhydrate aus einem Lebensmittel nach dessen Verzehr im Blut landen.

Der GI kann durch verschiedene Faktoren verbessert oder verschlechtert werden. Je höher der Eiweiß- und Fettanteil

Klassifizierung des GI

GI	Blutzucker	Lebensmittelbeispiele
< 55	langsamer Anstieg	Obst, Gemüse, Fleisch, Bohnen
56–69	schneller Anstieg	Naturreis, Roggenvollkornbrot
ab 70	sehr schneller Anstieg	Baguette, Hirse, Cornflakes

in der Mahlzeit ist, desto langsamer steigt der Blutzucker. Ballaststoffreiche Lebensmittel wie Gemüse oder Vollkornprodukte haben einen günstigeren GI als ballaststoffarme wie Süßigkeiten oder Weißmehlprodukte. Außerdem haben Konsistenz und Verarbeitungsgrad der Speisen einen Einfluss auf den GI. So wandern Kohlenhydrate aus verkochten Nudeln beispielsweise schneller ins Blut als die aus der bissfest (»al dente«) gekochten Variante.

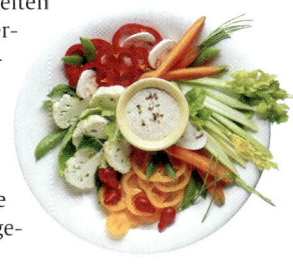

Da aber die Menge der Insulinausschüttung nicht nur von der Geschwindigkeit des Blutzuckeranstiegs, sondern primär von der verzehrten Kohlenhydratmenge abhängig ist, hat man den GI durch die Glykämische Last erweitert (GL).

Klassifizierung der GL

GL	Insulinaus-schüttung	Sättigungs-effekt	Lebensmittel-beispiele
bis 10	gering	längerfristig	Pumpernickel, Karotten, Erdbeeren, Milch, Fleisch, Bohnen
11 bis 19	mittel	mittel	Roggenvollkornbrot, Haferkleie, Vollkornspaghetti, Banane
ab 20	hoch	gering, es tritt schnell wieder Hunger ein	Kartoffeln, Reis, Nudeln aus Hartweizengrieß, Datteln

Je höher die GL, desto größer fallen die Insulin-dosen aus. Dies führt zwar kurzfristig zu einer Sättigung. Da aber der Blutzucker durch den Insulinüberschuss wieder rasch abfällt, stellt sich relativ schnell ein erneutes Hungergefühl ein. Achten Sie deshalb darauf, vor allem Lebensmittel mit einer niedrigen GL zu bevorzugen.

GI und GL von Lebensmitteln

Lebensmittel	GI	Portionsgröße	GL
Apfel	38	125 g	6
Banane	52	125 g	13
Erdbeeren	40	125 g	1
Datteln, getrocknet	103	60 g	41
Wassermelone	72	125 g	5
Karotten	47	150 g	5
Kürbis	75	150 g	6
Rote Beete	64	150 g	8
Bohnen, weiß	38	150 g	12
Kichererbsen	28	150 g	8
Baguette	95	30 g	14
Pumpernickel	50	40 g	11
Roggenvollkornbrot	58	50 g	14
Naturreis	64	180 g	32
Haferflocken	59	60 g	28
Nudeln Hartweizen (bissfest)	38	200 g	20
Vollkornnudeln	37	200 g	17
Pellkartoffeln	78	200 g	22
Milch	27	150 g	2
Fisch	< 55	150 g	< 10

(Fortsetzung)

Lebensmittel	GI	Portionsgröße	GL
Fleisch	< 55	200 g	< 10
Nüsse (z. B. Cashew)	22	60 g	3
Ei	< 55	60 g	< 10
Öle/Fette	< 55	10 g	< 10

Quelle: Mangiameli/Worm: LOGI-Guide

Wann sind wir satt?

Hunger wird oft als ein unangenehmes Verlangen nach etwas Essbarem beschrieben. Die Signale werden relativ schnell wahrgenommen und mit dem Beginn von Nahrungsaufnahme befriedigt. Sättigung entsteht, wie auch der Hunger, im Gehirn. Das Signal »ich bin satt« wird vom Magen-Darm-Trakt an das Gehirn weitergeleitet. Hierfür sind verschiedene Mechanismen verantwortlich:

- Die Höhe der Konzentration von Stoffwechselprodukten im Blut (z. B. Aminosäuren) signalisiert einen Bedarf an bestimmten Nährstoffen.
- Die Magendehnung, die als »voll sein« beschrieben wird, führt meist zur Einstellung der Nahrungsaufnahme.
- Die Ausschüttung von Hormonen während des Essens beeinflusst den Zeitpunkt der Nahrungsbeendigung.

Allerdings führen nicht alle dieser aufgeführten Signale zwangsläufig zur Beendigung der Nahrungsaufnahme. Es spielen weiterhin Faktoren wie Geschmack, Geruch, Portionsgröße und Aussehen des Essens eine Rolle. Ein schmackhaftes Essen verleitet eher zum Weiteressen obwohl wir satt sind als ein fades, geschmackloses Essen.

Größere Verpackungen verleiten zum Mehressen: In Experimenten sollten Probanden mehrere Testmahlzeiten mit unterschiedlicher Nahrungsmenge essen. Es wurde beobachtet, wann die Probanden aufhören zu essen. Einige Probanden haben grundsätzlich die gesamte Portion aufgegessen, egal wie groß sie war. Ihre Nahrungsregulation wird durch die verfügbare Menge bestimmt. Andere Esser dagegen haben dann aufgehört, wenn sie satt waren, unabhängig davon, ob der Teller leer war oder nicht. Da der Trend in der Lebensmittelindustrie dahin geht, Verpackungen und Portionen zu vergrößern, besteht für Menschen, die erst mit dem Essen aufhören, wenn die Portion komplett verputzt ist, natürlich die Gefahr des Überessens.

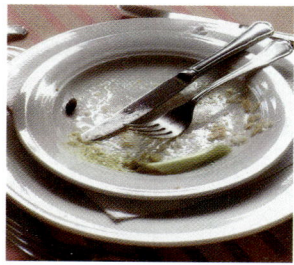

Hören Sie erst auf zu essen, wenn der Teller leer ist oder wenn Sie satt sind?

Das Satt-Mach-Trio: Eiweiß, Volumen und Ballaststoffe

Eiweiß: Wenn es um das Abnehmen geht, stehen immer zwei Nährstoffe im Mittelpunkt des Interesses. Entweder sind es die Fette oder die Kohlenhydrate. Doch was ist mit den Eiweißen? Sie wurden bisher als potenzielle »Abnehmhilfe« unter den Teppich gekehrt. Dabei sind sie ein wichtiger Verbündeter im Kampf gegen überflüssige Pfunde.

Volumen: Der zweite Verbündete ist das Nahrungsvolumen. Die meisten Abnehmwilligen glauben, dass eine Gewichtsreduktion nur mit leerem Magen funktioniert. Die Begründung: Wer wenig isst, nimmt automatisch weniger Kalorien zu sich. Mit diesem Ammenmärchen haben sich schon viele Diätgeplagte das eine oder andere Kilo angehungert! Denn das Gegenteil ist richtig: Ein größeres Nahrungsvolumen mit geringer Energiedichte hilft beim Abnehmen.

Ballaststoffe: Der Dritte im Bunde sind die Ballaststoffe, die auf vielfältige Weise die Sättigung unterstützen und das Abnehmen erleichtern. Wie dieses Satt-Mach-Trio Ihnen beim Abnehmen helfen kann, wollen wir uns im Folgenden näher anschauen.

Warum machen Eiweiße satt und schlank?

Eiweiße erfüllen vielfältige Aufgaben im Körper, die das Körpergewicht und das Aussehen beeinflussen: Als Bestandteil von Enzymen kommen sie beispielsweise bei der Verdauung oder Fettverbrennung zum Einsatz. Sie sind Bestandteil der Muskulatur, sie formen unseren Körper und beeinflussen den Grundumsatz. Sie werden für die Bildung von Binde- und Stützgewebe benötigt und sorgen somit für eine schöne, straffe Haut. Eine eiweißreiche Kost macht zudem satt und kurbelt zusätzlich den Stoffwechsel an.

Eiweiße reduzieren die Kalorienaufnahme

Eine Vielzahl von Studien zeigt, dass Testpersonen nach einer eiweißreichen Kost weniger Hunger verspüren und ent-

TIPP

Zu den eiweißreichen Lebensmitteln zählen mageres Fleisch, Fisch, Milch und Milchprodukte, Käse, Hülsenfrüchte und Eier.

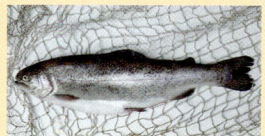

sprechend bei der darauf folgenden Mahlzeit weniger Kalorien zu sich nehmen als mit einer eiweißarmen Kost. Möglicherweise ist das der Grund, warum in vielen Studien mit kohlenhydratarmen, eiweißreichen Diäten bessere Gewichtsabnahmen erzielt werden.

Aktuell werden von der Deutschen Gesellschaft für Ernährung 0,8 g Eiweiß pro Kilogramm Körpergewicht empfohlen. So könnte ein Tagesplan für eine 75 kg schwere Frau mittleren Alters aussehen, um auf 0,8 g Eiweiß pro Kilogramm Körpergewicht (= 60 g Eiweiß) zu kommen:

- Frühstück: 1 Scheibe Vollkornbrot mit Butter und 3 TL Marmelade, 1 Scheibe Vollkornbrot mit Tomate, Salz und Pfeffer.
- Mittagessen: 2 Scheiben Vollkornbrot mit Tomaten (100 g), 1 Scheibe Schnittkäse (45 % Fett i. Tr.) und 50 g Salatgurke, 1 Apfel.
- Zwischenmahlzeit: 1 Apfel und 1 Banane.
- Abendessen: 100 g Feldsalat mit 150 g Paprika und 150 g Tomaten plus 2 EL Olivenöl dazu in Olivenöl angebratene Putenbrust (125 g) und 150 g Salzkartoffeln.

Dieser Tagesplan enthält 15 Energieprozent Eiweiß, 50 Energieprozent Kohlenhydrate und 34 Energieprozent Fett. Es wird deutlich, dass es fast unmöglich ist, sich ausgewogen mit maximal 15 % Eiweiß (= 60 g Eiweiß für Beispielperson) zu ernähren. Um die 15 % Eiweiß nicht zu überschreiten, müsste unsere Beispielperson reichlich hochkonzentrierte Kohlenhydratlieferanten essen (Marmelade, Vollkorn). Platz für weitere Eiweißlieferanten wie Milch und Milchprodukte, die eigentlich täglich auf dem Speiseplan stehen sollten, finden nach dieser Empfehlung keinen Platz, da sie den Eiweißanteil stark erhöhen würden. Möglicherweise ist die Einseitigkeit einer solchen »eiweißarmen« Kost ein weiterer Grund, warum Testpersonen in Studien mit eiweißreichen Diäten bessere Ergebnisse erzielen.

Eine Untersuchung hat gezeigt, dass die Erhöhung der Eiweißzufuhr von 15 % auf 30 % der Gesamtenergie zu einer nachhaltigen geringeren Kalorienaufnahme und signifikanten Gewichtsreduktion führt.

Der Grund für den Sattmacheffekt durch Eiweiße ist noch nicht ganz klar. Die bekannteste Theorie geht davon aus, dass es im Gehirn eine Art Eiweißsättigungszentrum gibt. Eiweiße bestehen aus vielen kleinen Bausteinen, den Aminosäuren. Wird die Konzentration an Aminosäuren unterschritten, entsteht ein

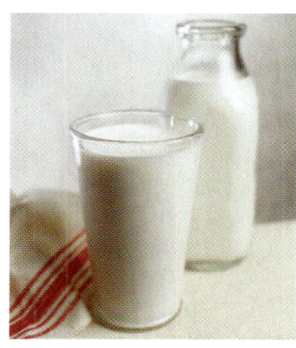

Milch ist ein wichtiger Eiweißlieferant und ein guter Sattmacher.

spezieller Hunger auf eiweißreiche Lebensmittel. Wird dieses Defizit ausgeglichen, stellt sich Sättigung ein.

Eiweiße halten den Blutzuckerspiegel konstant

Eiweiße verzögern außerdem die Magenentleerung, wodurch es bei einer gemischten Kost zu geringen Blutzuckerschwankungen kommt. Eine Scheibe Weißbrot führt aufgrund des hohen GI zu einem rasanten Blutzuckeranstieg. Der darauf folgende rasche Blutzuckerabfall löst ein neues Hungergefühl aus. Würden Sie zum Brot eiweißreiche Lebensmittel wie Quark oder mageren Schinken essen, käme es zu einem langsameren Blutzuckeranstieg. Je geringer die Blutzuckerschwankungen, desto später setzt das Hungergefühl ein.

Eiweiße machen viel Arbeit

Unser Körper ist ein komplexes Gebilde, in dem laufend Stoffe aufgebaut, umgebaut oder abgebaut werden. Diesen Prozess nennt man auch Stoffwechsel. Jede Stoffwechselleistung verbraucht Energie. Wir verbrauchen täglich Energie, um die notwendigen Körperfunktionen aufrechtzuerhalten (Grundumsatz) und bei körperlicher Aktivität (Leistungsumsatz). Weiterhin verbrauchen wir nach jeder Mahlzeit auch für deren Verdauung und Verwertung Energie (nahrungsinduzierte Thermogenese – NIT). Die verbrauchte Energie wird in Form von Wärme abgegeben – die Körpertemperatur steigt an. Wer also nach dem Essen so richtig ins Schwitzen gerät, verbrennt Energie.

Studien haben gezeigt, dass der Körper bei der Verwertung von Eiweißen am meisten Wärme abgibt. Das liegt daran, dass es für den Körper wesentlich aufwendiger ist, Eiweiße aus einer Mahlzeit zu verarbeiten als Kohlenhydrate und Fette.

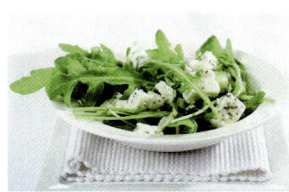

Salat mit hochwertigem Eiweiß ist die ideale Satt-Mach-Kombination.

Wer sich also eiweißreich ernährt, kann seinen Stoffwechsel zusätzlich anheizen. Der Mehrverbrauch an Energie liegt bei ca. 40 kcal pro Tag. Wenn man diesen Wert aufs Jahr hochrechnet (× 365 Tage) ergibt sich also ein Mehrverbrauch von ca. 14 600 kcal. Wenn man nun noch umrechnet, wie viel Fett man durch die eiweißreiche Ernährung verbrennt, kommt man auf ca. 2,1 kg im Jahr (denn 1 kg Fettgewebe entspricht 7000 kcal).

Warum das Nahrungsvolumen so wichtig ist

Ein amerikanisches Forscherteam hat in einem Experiment nachgewiesen, dass nicht die Kalorienmenge einer Mahlzeit, sondern das Nahrungsvolumen entscheidend für die Sättigung ist, indem es einer Testmahlzeit Luft untergemischt und damit das Volumen vergrößert hat. Ein großer Hamburger beispielsweise wiegt 250 g und liefert 566 kcal. Die durchschnittliche Magenfüllung, um Sättigung zu verspüren, liegt aber bei 400–500 g Nahrung. Man müsste theoretisch einen zweiten Hamburger essen, um richtig satt zu werden. Allerdings würden dann mit einer einzigen Mahlzeit über 1000 kcal aufgenommen werden. Für die schlanke Linie ist das einfach zu viel. Ein Kilo Äpfel enthalten ebenfalls ca. 500 kcal. Allerdings liefern sie auch die doppelte Menge, wodurch der Sättigungseffekt schon viel früher einsetzt.

Auf die Energiedichte kommt es!

Wie das obige Beispiel zeigt, liefert Fast Food sehr viele Kalorien, aber ein geringes Volumen. Der daraus folgende geringe Sättigungseffekt verleitet zum Weiteressen und damit zu einem »Überessen«, was wiederum die Entstehung von Übergewicht zur Folge hat. Wichtige Faktoren beim Sättigen und Gewichthalten sind deshalb das Nahrungsvolumen und die Energiedichte eines Lebensmittels bzw. einer ganzen Mahlzeit. Die Energiedichte sagt aus, wie viel Kalorien ein Lebensmittel oder eine Mahlzeit pro 100 g liefert.

Lebensmittel mit einer geringen Energiedichte (unter 125 kcal/100 g) liefern gleichzeitig viel Wasser (Obst, Gemüse, mageres Fleisch, magerer Fisch, ungezuckerte Milch und Milchprodukte, Hülsenfrüchte gegart). Sie haben einen guten Sättigungseffekt bei gleichzeitig geringer Kalorienzu-

TIPP

Bevorzugen Sie Lebens-
mittel bzw. Gerichte mit
einer geringen Energie-
dichte die gleichzeitig
ein hohes Nahrungsvolu-
men liefern. Dadurch
können Sie Ihre Kalori-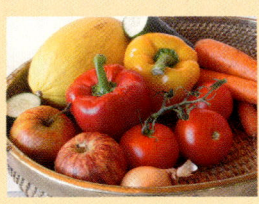
enmenge reduzieren und folglich auch Ihr Gewicht re-
duzieren bzw. halten – und das alles ohne zu Hungern.

fuhr. Lebensmittel mit einer mittleren Energiedichte (126
bis 249 kcal/100 g) haben einen geringeren Wasseranteil
und dafür einen höheren Stärke- und/oder Fettgehalt (z. B.
gekochte Nudeln und Reis, Pommes, Eier). Lebensmittel mit
einer hohen Energiedichte (ab 250 kcal/100 g) liefern kaum
Wasser, dafür viel Fett bzw. Kohlenhydrate (z. B. Knäcke-
brot, Nüsse, Fett, Cornflakes, Mehle). Der Sättigungseffekt
solcher Lebensmittel ist meistens nur kurzfristig.

Die Tabelle zeigt die Energiedichte einzelner Lebensmittel.
Sinnvoller ist es jedoch, die Energiedichte einer ganzen
Mahlzeit zu berücksichtigen. Es ist nämlich sehr unwahr-
scheinlich, dass man als Mahlzeit 100 g Öl oder 100 g Nüsse
verzehrt. Die Energiedichte sol-
cher Lebensmittel lässt sich
leicht senken, indem sie mit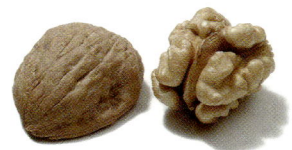
Lebensmitteln niedriger Ener-
giedichte kombiniert werden.

SATT-MACH-METHODE

Energiedichte einzelner Lebensmittel

Lebensmittel/Gericht	kcal/100 g Lebensmittel bzw. Gericht
Apfel	52
Bohnen	25
Brokkoli	24
Cornflakes	355
Croissant	508
Eier gegart	149
Erdbeeren	32
fetter Fisch (Thunfisch)	253
Hackfleisch	223
Joghurt	65
Kartoffeln	69
magerer Fisch	96
mageres Fleisch	107
Müsli	340
Nudeln	325
Nüsse	561
Reis	349
Vollkornbrot	188

TIPP

Kombinieren Sie hochwertige Fette mit eiweißreichen Produkten (Fisch oder Fleisch) und/oder Gemüse bzw. Salat. Dadurch entschärfen Sie die hohe Energiedichte des Fettes. Die Gesamtenergiedichte der Mahlzeit ist gering. Vermeiden Sie Kombinationen aus stärke- bzw. zuckerhaltigen mit fettigen Lebensmitteln wie Pizza, Käsebrot, Kuchen. Solche Lebensmittel liefern in der Regel eine zu hohe Energiedichte.

Beispiele für die Energiedichte ganzer Mahlzeiten

Lebensmittel hoher Energiedichte	Lebensmittel hoher Energiedichte entschärft in einer Mahlzeit
Nüsse	Nüsse (hohe Energiedichte) plus Joghurt und Obst (niedrige Energiedichte) ergibt eine Energiedichte von 96 kcal pro 100 g (= niedrige Energiedichte)
Thunfisch	Thunfisch (hohe Energiedichte) plus Salat und Gemüse (niedrige Energiedichte) ergibt eine Energiedichte von 110 kcal pro 100 g (= niedrige Energiedichte)
Müsli	Müsli (hohe Energiedichte) plus Milch (niedrige Energiedichte) ergibt eine niedrige Energiedichte von 122 kcal pro 100 g

Warum Ballaststoffe beim Abnehmen helfen

Ballaststoffe sind Pflanzenfasern, die für den menschlichen Organismus unverdaulich sind. Deswegen wurden sie früher auch als »Ballast« abgestempelt. Mittlerweile konnten sie sich doch in vielen Bereichen behaupten: Sie fördern die Verdauung, senken den Cholesterinspiegel und spielen eine wichtige Rolle in der Diabetes-Therapie.

Darüber hinaus haben diese Multitalente einiges bei der Gewichtsregulation bzw. -abnahme zu bieten. Aufgrund ihrer Quellfähigkeit tragen sie zur Sättigung bei. Sie verzögern die Magenentleerung, wodurch Blutzuckerschwankungen und damit einhergehende Hungerattacken vermieden werden. Sie vergrößern das Nahrungsvolumen ohne zusätzlich den Kaloriengehalt der Mahlzeit zu erhöhen. Ballaststoffreiche Lebensmittel sind außerdem fester. Man muss sie gründlich kauen, wodurch die Essgeschwindigkeit und damit auch die Essmenge abnehmen. Studien zeigen,

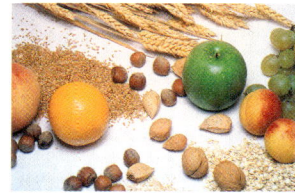

Obst, Nüsse und Vollkornprodukte enthalten reichlich Ballaststoffe.

dass eine Ballaststoffzufuhr von über 30 g/Tag zu einer Senkung der Energieaufnahme um ca. 10 % und zu einer Gewichtsreduktion von knapp 2 Kilo in fast 4 Monaten führt. Man geht davon aus, dass dieser Effekt bei übergewichtigen Menschen noch stärker ist.

Um 30 g Ballaststoffe aufzunehmen, müssen Sie pro Tag folgende Lebensmittel essen:

- 125 g Apfel
- 150 g Himbeeren
- 40 g Walnüsse
- 150 g Brokkoli
- 150 g Paprika
- 1 Scheibe Vollkornbrot
- 50 g Blattsalat

Außerdem wurde in Studien festgestellt, dass Testpersonen nach einer ballaststoffreichen Mahlzeit länger satt waren und auch bei der folgenden Mahlzeit weniger gegessen haben.

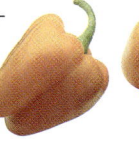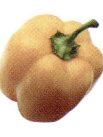

Wichtig

Stellen Sie Ihre Ernährung langsam auf eine ballaststoffreiche Kost um. Trinken Sie ausreichend, damit die Ballaststoffe quellen können. So vermeiden Sie Blähungen und Verstopfung.

Die 7 goldenen Satt-Mach-Regeln

1. Lassen Sie sich Zeit beim Essen

Egal, ob Sie langsam oder schnell essen, das Sättigungsgefühl setzt erst 20 bis 30 Minuten nach Nahrungsaufnahme ein. Wer also alles im Turbotempo verschlingt, läuft Gefahr, mehr zu essen. Wer sich dagegen beim Essen Zeit lässt, isst bis zum Eintreten des Sättigungsgefühls auch weniger.

Mein Tipp: Sie haben alles aufgegessen und fühlen sich noch hungrig? Greifen Sie nicht gleich zur nächsten Portion, sondern warten Sie ein paar Minuten, bis der Sättigungseffekt einsetzt!

2. Gehen Sie sparsam mit zucker- und stärkehaltigen Lebensmitteln um

Sie bringen Ihren Blutzucker sonst ganz schön ins Schwanken und riskieren damit eine Heißhungerattacke.

Wenn Sie auf stärkehaltige Produkte nicht verzichten wollen, dann bevorzugen Sie Vollkorn- statt Weißmehlprodukte. Sie lassen den Blutzucker nicht ganz so stark verrückt spielen. Stärkelieferanten wie Brot, Reis oder Nudeln liefern zudem eine relativ hohe Energiedichte, weshalb sie immer gemeinsam mit Gemüse und Eiweißlieferanten, wie Fleisch, Fisch oder Milchprodukten oder Käse verzehrt werden sollten.

3. Essen Sie zu jeder Mahlzeit eine Eiweiß-komponente

Eiweiße bieten nämlich einen 3fach-Satteffekt:

■ Sie haben von allen anderen Nährstoffen die beste sättigende Wirkung.
■ Sie halten den Blutzuckerspiegel konstant, wodurch Heißhungerattacken vermieden werden.
■ Sie kurbeln den Stoffwechsel nach dem Essen an.

4. Essen Sie voluminöse Speisen mit einer niedrigen Energiedichte

Nicht die Kalorien machen satt, sondern das Volumen einer Mahlzeit. Fast Food liefert viele Kalorien, aber eine geringe Nahrungsmenge. Essen Sie lieber viel Obst und Gemüse, mageres Fleisch, Fisch, Milch und Milchprodukte. Sie liefern wenige Kalorien und füllen aufgrund ihres hohen Volumens den Magen – dadurch gehören sie zu den Super-Sattmachern.

5. Essen Sie ballaststoffreich

Ballaststoffe wirken zweifach auf die Sättigung. Zum einen quellen Ballaststoffe und vergrößern damit das Nahrungsvolumen. Der Magen wird gut gefüllt und das macht satt! Zum anderen verhindern Ballaststoffe starke Blutzuckerschwankungen, wodurch Heißhungerattacken vermieden werden.

6. Essen Sie wasserreiche Lebensmittel

Wasserreiche Lebensmittel haben den Vorteil, dass sie wenige Kalorien liefern, aber das Volumen eines Lebensmittels erhöhen. Wasserreiche Lebensmittel sind in der Regel auch immer ballaststoff- und/oder eiweißreich. Dazu zählen Obst und Gemüse, Fisch und Fleisch.

Wer außerdem noch viel trinkt, kann den Heißhunger ebenfalls kurzfristig dämpfen.

7. Auf die Kombination kommt es an!

Lebensmittel mit einer hohen Energiedichte wie Nüsse oder Fette können entschärft werden, wenn sie in einem eiweiß- und ballaststoffreichen Gericht integriert werden. Fette sind zwar keine Sattmacher, aber sie sind Geschmacksträger und das ist für ein leckeres Essen unverzichtbar. Versuchen Sie es einmal mit Salat mit Filetstreifen und gerösteten Nüssen, verfeinert mit etwas Olivenöl. Oder Brokkoli mit Mandelsplittern und dazu kross gebratenes Zanderfilet. Das ist nicht nur lecker, sondern macht auch noch super satt!

Clever einkaufen

Wie oft ist Ihnen das schon passiert: Sie gehen in den Supermarkt und wollen nur mal eben schnell Milch einkaufen. Doch bevor Sie zum Milchregal kommen, schlendern Sie an diversen Regalen vorbei. Sonderangebote, die Sie von der Decke und von den Regalen anstrahlen, verführen Sie zum Stehenbleiben. Ehe Sie sich versehen, ist eine halbe Stunde rum und Ihr Geldbeutel um einiges leichter. Dabei wollten Sie doch nur Milch kaufen.

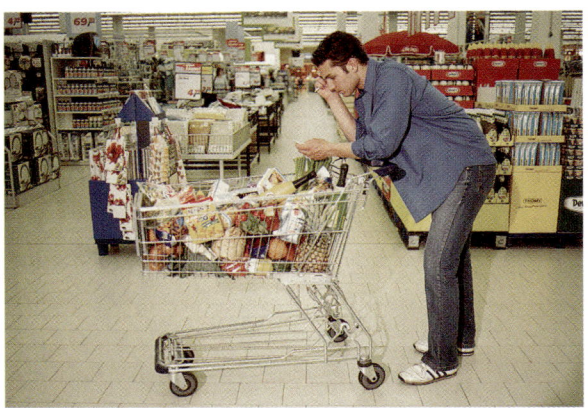

Beim Einkauf im Supermarkt landet oft mehr im Wagen, als auf der Liste steht.

Aus diesem Grund sollten Sie sich auf jeden Fall mit der Verkaufspsychologie von Supermärkten vertraut machen, damit Sie beim nächsten Mal nicht in der Einkaufsfalle sitzen.

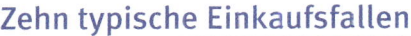

Zehn typische Einkaufsfallen

Der große Einkaufswagen: Je größer der Einkaufswagen, desto größer ist die Verführung, diesen auch zu füllen.

Nicht zu kalt und nicht zu warm: Wer beim Einkaufen schwitzt oder friert, der wird den Supermarkt schnell wieder verlassen. Wissenschaftler haben herausgefunden, dass die optimale Einkaufstemperatur bei 19 °C liegt.

Die angenehme Atmosphäre: Eine langsame Hintergrundmusik soll gestresste Einkäufer berieseln und so die Einkaufsgeschwindigkeit drosseln. Ein angenehmes Licht wirkt nicht nur kundenfreundlich, sondern lässt auch halbfrisches Obst und Gemüse erstrahlen. An der Fleischtheke sorgt rötliches Licht für frische und saftige Fleischfarben. Und mit dem passenden Duftmarketing lässt sich der Umsatz der Supermärkte auch noch steigern.

Supermarkt durchquerer: Wer nur mal eben ein paar Grundnahrungsmittel einkaufen möchte, muss den ganzen Supermarkt durchqueren. So wird er von anderen Produkten und Sonderangeboten angelockt.

Das Teuerste auf Augenhöhe: Rechts oben auf Augenhöhe sind die teuersten Produkte angeordnet. Wer günstigere Produkte einkaufen möchte, muss sich entweder bücken oder strecken.

Die richtige Gangbreite: Der Kunde darf mit dem Einkaufswagen weder mit anderen Kunden kollidieren, noch dürfen die Gänge so breit sein, dass er den Markt schnell durchqueren kann.

Mit Pseudo-Sonderangeboten locken: Große Tische mit Bergen von Markenprodukten verleihen dem Ganzen Sonderangebotscharakter. Der Kunde wird zum Zugreifen verlockt, obwohl es eigentlich gar kein Sonderangebot ist.

CLEVER EINKAUFEN

37

Linksneigung ausnutzen: Menschen neigen dazu, sich gegen den Uhrzeigersinn zu bewegen – das machen sich Supermärkte zu Nutze indem Sie die Kunden immer links herum leiten.

Kauffalle Kassenbereich: Wer länger an der Kasse steht, hat genügend Zeit sich umzuschauen. Deswegen werden Kunden und vor allem ihre quengelnden Kinder mit bunten Süßigkeiten oder Krimskrams im Kassenbereich zum Einkauf verführt.

Mit Hindernissen zum Kauf anregen. Viele Sonderaktionspaletten blockieren die Gänge. Der Kunde muss im Slalom drum herumfahren.

Wie Sie beim Einkaufen Geld sparen

Wer den Verkaufsstrategien der Supermärkte nicht zum Opfer fallen möchte, der sollte folgende Punkte beachten:

Gute Planung spart Zeit und Geld: Gehen Sie Ihre Vorräte durch – was fehlt? Schreiben Sie es gleich auf eine Einkaufsliste.

Machen Sie jede Woche einen Essensplan. Was wollen Sie wann kochen und welche Lebensmittel benötigen Sie dafür? Das schützt Sie vor unnötigen Einkäufen. Kaufen Sie nur das ein, was auf Ihrer Einkaufsliste steht.

Ein leerer Magen ist kein guter Berater: Gehen Sie niemals hungrig einkaufen. Ein knurrender Magen verleitet Sie, Dinge einzukaufen, die Sie gar nicht auf der Einkaufsliste stehen haben.

Kaufen Sie nicht zu oft ein: Je öfter Sie einkaufen, desto mehr landet am Ende im Einkaufswagen. Deswegen: ein

Großeinkauf in der Woche reicht aus. Leicht verderbliche Ware dagegen 2-mal in der Woche einkaufen.

Es müssen nicht immer Markenprodukte sein: Handelsmarken sind in der Regel günstiger und qualitativ nicht schlechter als Markenware.

Saisonal und regional einkaufen: Kaufen Sie Erdbeeren nicht im Winter. Sie sind dann teurer und schmecken auch nicht besonders gut. Saisonales Obst und Gemüse wird reif geerntet und lange Transportwege fallen weg. Die Ware ist frischer und günstiger.

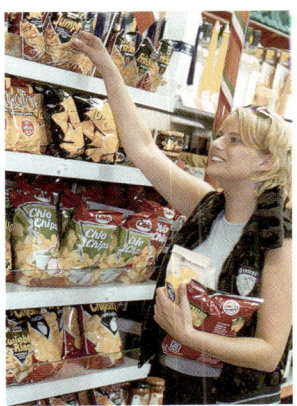

Lassen Sie sich durch die Verkaufstricks nicht verführen, mehr mitzunehmen, als Sie eigentlich brauchen.

Vermeiden Sie Miniverpackungen: Große Verpackungen sind oft günstiger: Ein Vergleich lohnt sich.

Nehmen Sie immer Einkaufstaschen mit: Wer bei jedem Einkauf eine Plastiktüte kauft, zahlt im Jahr ca. 30 €.

Kaufen Sie einfache Produkte: Ein Naturjoghurt ist günstiger, als ein Frucht- oder probiotischer Joghurt.

Gehen Sie kurz vor Laden- oder Marktschluss einkaufen: In vielen Supermärkten oder auch auf dem Markt wird Ware kurz vor Feierabend 50 % günstiger verkauft.

Öfters mal den Bauern aufsuchen: Wer direkt beim Bauern einkauft, der spart Kosten, da Zwischenhändler fehlen.

Achten Sie auf das Etikett

Die Hauptzutat steht vorne. Je weiter vorne eine Zutat auf der Zutatenliste steht, desto mehr ist davon im Produkt enthalten. Achten Sie drauf, ob z.B. bei Gemüsesuppen auch Gemüse an erster Stelle steht.

Vorsicht vor versteckten Zuckern

Der Begriff Zucker auf der Zutatenliste bezieht sich nur auf den üblichen weißen Haushaltszucker. Oft stehen aber auf der Zutatenliste Begriffe wie Glukosesirup, Dextrose, Glucose etc. Diese Stoffe sind chemisch gesehen auch Zucker

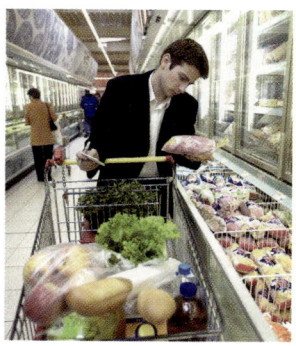

und wirken auch so im Körper. Also: Auch wenn auf dem Etikett eines Produktes Zucker an letzter Stelle der Zutatenliste steht, heißt es noch lange nicht, dass das Produkt auch wenig Zucker enthält. Summiert man die anderen Zuckerarten, könnte ein vermeintlich zuckerarmes Produkt schnell zu einer Zuckerbombe werden.

Das Etikett liefert hilfreiche Informationen zur Eignung des Produktes.

Vorsicht ist auch vor fettarmen oder entrahmten Produkten geboten. Fettarme Fruchtjoghurts sind beispielsweise oft reich an Zucker. Lassen Sie sich auch nicht von Begriffen wie »Frei von Kristallzucker« oder »Ohne Zuckerzusatz« täuschen. Oft verstecken sich in solchen Produkten Zucker unter anderen Namen.

Was sagt die Handelsklasse aus?

Wenn Obst mit der Handelsklasse Extra ausgezeichnet ist, heißt das nicht, dass die Ware nährstoffreicher und damit gesünder ist als Obst, welches mit Handelsklasse II ausgezeichnet ist. Die Handelsklasse sagt vielmehr etwas über die sensorische Qualität aus (Form, Farbe, Größe). Für alle Handelsklassen gelten Mindesteigenschaften, die das Produkt aufweisen muss.

Verbrauchs- und Mindesthaltbarkeitsdatum (MHD)

Das MHD bedeutet, dass das Produkt bis zu diesem Zeitpunkt keine Qualitätseinbußen hinsichtlich Nährwerte, Farbe, Geruch und Geschmack aufweist. Nach Ablauf des MHD ist ein Lebensmittel nicht unbedingt verdorben. Sie sollten es nur vor dem Verzehr überprüfen.

Leicht verderbliche Lebensmittel wie Hackfleisch sind mit dem Verbrauchsdatum gekennzeichnet und müssen bis zu dem angegebenen Verbrauchsdatum verzehrt werden.

Was sagen die Siegel aus?

Gütesiegel geben dem Verbraucher eine Hilfestellung bei der Bewertung von Lebensmitteln.

Das Biosiegel dürfen nur Produkte tragen, die nach den Vorschriften der EG-Öko-Verordnung produziert wurden. Wo dieses Bio-Siegel drauf steht, ist auch Bio drin.

Das QS-Siegel (QS steht für Qualitätssicherung) ist ein stufenübergreifendes Prüfsystem welches den gesamten Produktionsprozess einbindet. Vor allem Fleisch wird damit gekennzeichnet.

CLEVER EINKAUFEN

Vorsicht vor vermeintlich fettarmen Käsesorten

Wie oft haben Sie schon Käse mit 30 % Fett gekauft, in der Annahme, dass er fettarm ist? Leider ist dies nicht der Fall, wenn hinter den 30 % der Begriff »absolut« steht, denn in der Trockenmasse sind immerhin noch 45 % Fett. Der Unterschied: »Fett absolut« bezieht sich auf das gesamte Käsegewicht also inklusive Wasser. Da aber Käse reift und dadurch auch Feuchtigkeit abgibt, steigt der absolute Fettgehalt an. Man müsste so den absoluten Fettgehalt immer wieder neu ermitteln. Deswegen wird Käse auch mit »Fett in der Trockenmasse« gekennzeichnet.

So erkennen Sie die Qualität der wichtigsten Sattmacher

Obst und Gemüse: Obst und Gemüse sollten immer eine frische Farbe haben und keine Schnittstellen oder Verletzungen aufweisen. Sie produzieren sonst mehr vom Reifungshormon Ethylen, welches die Ware schneller reifen und gegebenenfalls auch schneller verderben lässt. Welke Blätter bei Salat zeigen, dass die Ware weniger frisch ist.

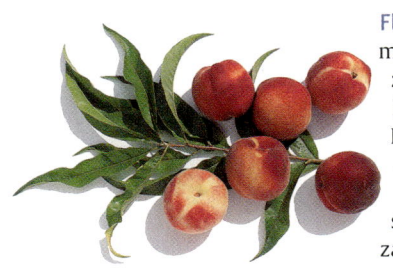

Fleisch: Fleisch sollte immer eine gesunde, saftige, zum Tier passende Farbe haben (Schwein → rosa, Rind → rot und Geflügel → hellrosa). Fleisch, welches von feinen Fettfasern durchzogen ist, ist zart und schmackhaft. Frisches Fleisch lässt sich nicht stark eindrücken und hat ein gutes Safthaltevermögen. Das heißt, es schwimmt nicht im eigenen Saft.

Fisch: Riecht ein Fisch penetrant nach Fisch, ist er nicht mehr frisch. Frischer Fisch riecht höchstens nach Meer. Die Augen sind klar und nach außen gewölbt, die Schuppen liegen fest an und die Kiemen sind hellrot.

Milch und Milchprodukte. Kaufen Sie Milch und Milchprodukte aus dunklen und gut verschließbaren Verpackungen oder Flaschen. Nur so bleiben die wertvollen Nährstoffe der Milch auch erhalten.

Hülsenfrüchte: Wenn Sie frische oder getrocknete Ware kaufen, dann achten Sie darauf, dass keine schwarzen Flecken vorhanden sind. Ansonsten sind Hülsenfrüchte auch immer aus der Dose empfehlenswert, denn sie enthalten trotzdem reichlich Eiweiß und Ballaststoffe. Achten Sie nur darauf, dass die Dose nicht gewölbt ist

Eier: Bevorzugen Sie beim Eierkauf solche, die mit DE gekennzeichnet sind. Sie kommen aus Deutschland. Wenn Eier stark beschmutzt und die Schale beschädigt ist, dann lassen Sie die Finger davon. Sie sind sich nicht sicher, ob Ihre Eier im Kühlschrank noch frisch sind? Dann machen Sie den Schnelltest: Legen Sie das Ei in ein Glas mit Wasser. Alte Eier haben eine vergrößerte Luftkammer und steigen deshalb nach oben.

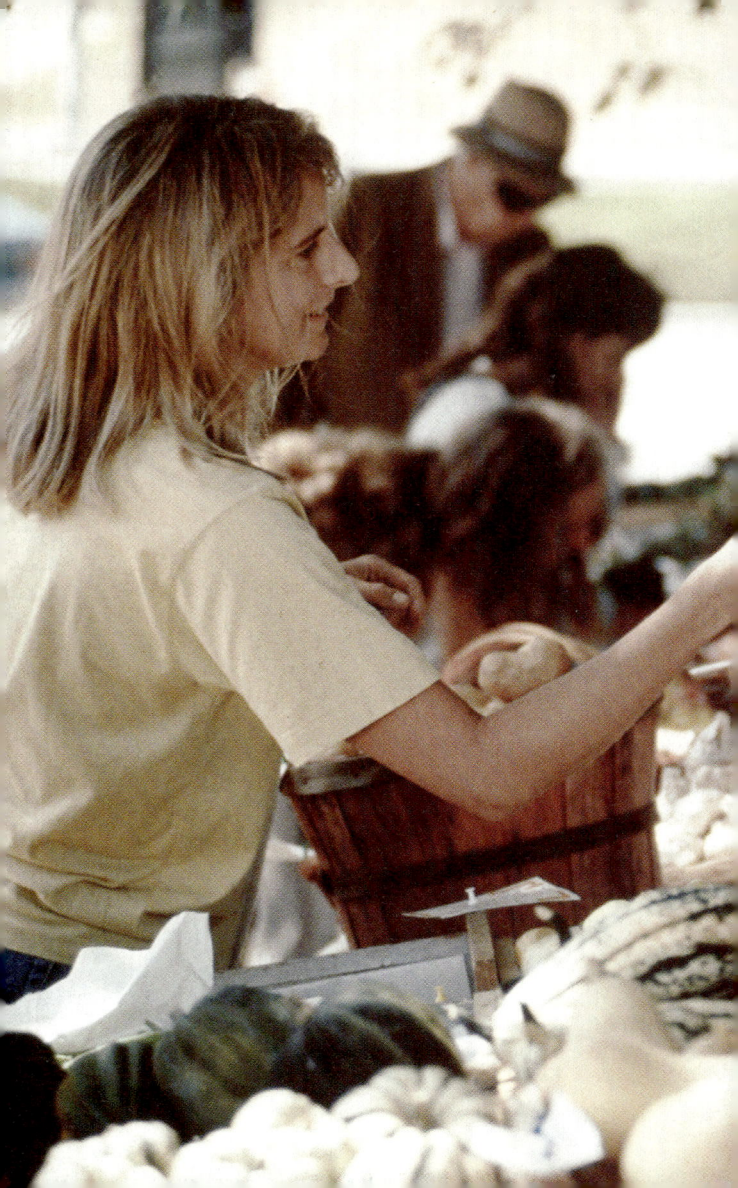

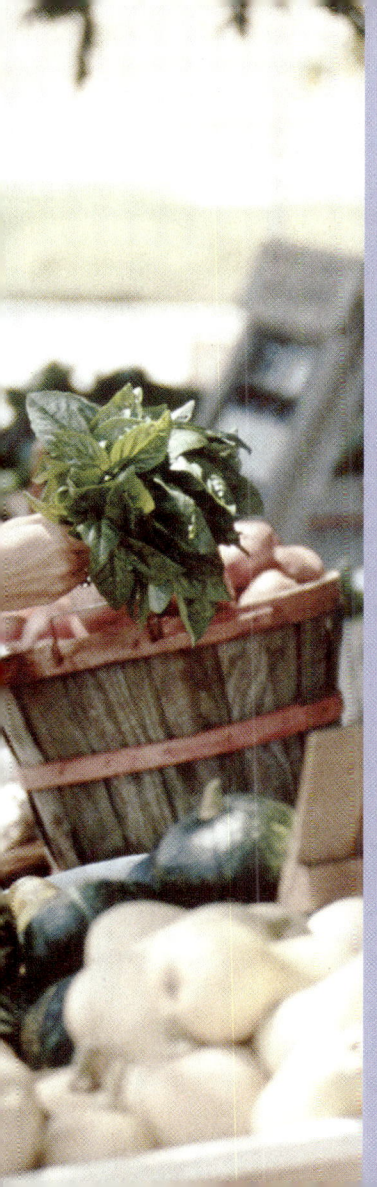

Einkaufs-Tabellen

Auf den folgenden Seiten
finden Sie die Bewer-
tung aller Lebensmittel.
Die Einträge sind in ein-
zelne Lebensmittel-
gruppen unterteilt und
alphabetisch sortiert.
Nehmen Sie dieses
Büchlein bei Ihren Ein-
käufen mit oder schrei-
ben Sie Ihre Einkaufs-
liste mit seiner Hilfe, so
können Sie rasch erken-
nen, ob ein gewähltes
Produkt ein guter Satt-
macher ist und Sie damit
beim Abnehmen unter-
stützt oder nicht.

Zu den Tabellen

Die folgenden Tabellen sollen Ihnen helfen, Lebensmittel nach ihrer sättigenden Wirkung zu bewerten, einzukaufen und zu kombinieren. Jedes Lebensmittel wird hinsichtlich verschiedener Satt-Mach-Faktoren bewertet:

- Energiedichte
- Eiweißgehalt
- Ballaststoffgehalt
- Wassergehalt
- Glykämische Last

Für jeden Satt-Mach-Faktor erhält das Lebensmittel einen farbigen Punkt:

- Ein grüner Punkt (●) bedeutet, dass das bewertete Lebensmittel hinsichtlich der oben genannten Satt-Mach-Faktoren positiv zu bewerten ist.
- Ein gelber Punkt (●) bedeutet, dass das bewertete Lebensmittel hinsichtlich der oben genannten Satt-Mach-Faktoren eine mittelmäßige Bewertung erhält.
- Ein roter Punkt (●) bedeutet, dass das bewertete Lebensmittel hinsichtlich der oben genannten Satt-Mach-Faktoren durchfällt.

Die letzte Spalte in der Tabelle bewertet den sättigenden Effekt des Lebensmittels als Ganzes:

- Ein grüner Daumen (👍) bedeutet in der Gesamtbewertung: Dieses Lebensmittel/Gericht bewirkt eine sehr gute und lang anhaltende Sättigung.
- Ein gelber Finger (👉) bedeutet in der Gesamtbewertung: Dieses Lebensmittel/Gericht bewirkt eine mittlere, weniger lang anhaltende Sättigung.
- Ein roter Daumen (👎) bedeutet in der Gesamtbewertung: Dieses Lebensmittel/Gericht bewirkt eine schlechte und kurzfristige Sättigung.

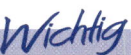
Wichtig

Alle Angaben in den Tabellen beziehen sich jeweils auf die in der Tabelle genannte typische Portionsgröße für das jeweilige Produkt.

Lebensmittel mit einem roten oder gelben Daumen sollten immer in Kombination mit Lebensmitteln, die einen grünen Daumen in der Gesamtwertung erhalten haben, verzehrt werden. Gerichte, die in der Gesamtbewertung einen roten Daumen erhalten, sollten nur selten gegessen werden.

Dagegen dürfen Lebensmittel, die in der Gesamtbewertung einen grünen Daumen erhalten, reichlich verzehrt werden, denn solche Gerichte bzw. Lebensmittel haben einen Super-Sattmach-Effekt.

Wer also überwiegend Lebensmittel bzw. Gerichte mit dem grünen Daumen auswählt, wird bald merken, dass er nicht mehr zwischendurch so viel essen muss. Meistens pendelt es sich automatisch auf drei Mahlzeiten ein.

EINKAUFS-TABELLEN

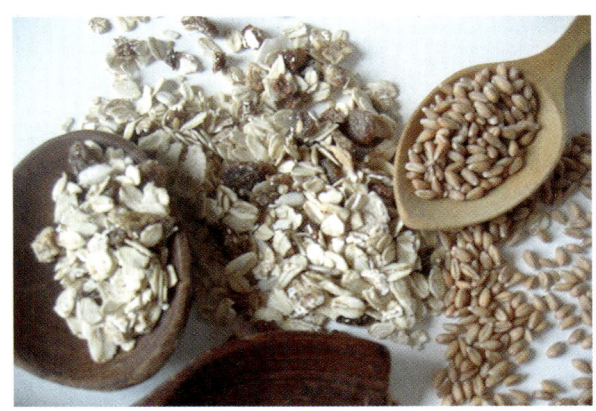

Getreide und Getreideprodukte

G etreide und Getreideprodukte sind Stärkelieferanten und haben damit das Potential, den Blutzucker ins Schwanken zu bringen und damit Hunger zu fördern. Bevorzugen Sie deshalb vor allem die Vollkornvarianten. Sie liefern den Sattmacher »Ballaststoff« in ausreichender Menge.

Brot und Brötchen

Lebensmittel	Portions-größe	kcal pro Portion	Energie-dichte	Eiweiß	Ballast-stoffe	Wasser	GL	Satt-Mach-Effekt
Baguette	30 g	74	🟡	🟡	🔴	🔴	🟡	👉
Fladenbrot	50 g	118	🟡	🟡	🔴	🟡	🟡	👉
Früchtebrot	45 g	158	🔴	🔴	🟢	🔴	🔴	👉
Grahambrot	40 g	85	🟡	🟡	🟢	🔴	🟡	👉

Lebensmittel	Portionsgröße	kcal pro Portion	Energiedichte	Eiweiß	Ballaststoffe	Wasser	GL	Satt-Mach-Effekt
Knäckebrot	10 g	36	🔴	🟡	🔴	🔴	🟢	👎
Laugengebäck	50 g	170	🔴	🔴	🟡	🔴	🔴	👎
Maisbrot	45 g	106	🔴	🟡	🟡	🔴	🟡	👎
Mischbrot	45 g	99	🟡	🟡	🟡	🟡	🟡	👎
Pumpernickel	40 g	75	🟡	🟡	🟢	🟡	🟡	👎
Rosinenbrötchen	45 g	114	🔴	🔴	🔴	🟡	🔴	👎
Vollkornbrot	50 g	94	🟡	🟡	🟢	🟡	🟡	👎
Vollkornbrötchen	60 g	133	🟡	🟡	🟢	🟡	🟡	👎
Weißbrot	30 g	71	🟡	🟡	🔴	🟡	🟡	👎
Weizenbrötchen	45 g	112	🟡	🟡	🔴	🟡	🟡	👎
Weizentoast	30 g	76	🔴	🔴	🔴	🟡	🟡	👎
Vollkorntoast	30 g	72	🟡	🟡	🟢	🟡	🟡	👎

Belegte Brote

Lebensmittel	Portionsgröße	kcal pro Portion	Energiedichte	Eiweiß	Ballaststoffe	Wasser	GL	Satt-Mach-Effekt
Brötchen mit Butter und Marmelade	70 g	279	🔴	🔴	🔴	🟡	🔴	👎
Mischbrot mit Butter und Honig	60 g	196	🔴	🔴	🟡	🔴	🔴	👎
Vollkornbrot mit Butter und Marmelade	70 g	214	🔴	🔴	🟢	🟡	🟡	👎
Vollkornbrot mit Butter und Schnittkäse	80 g	239	🔴	🟡	🟢	🟡	🟡	👎
Weißbrot mit Butter	50 g	176	🔴	🔴	🔴	🟡	🔴	👎
Weißbrot mit Schinken	50 g	116	🟡	🟡	🔴	🟡	🟡	👎

Frühstückscerealien

Lebensmittel	Portionsgröße	kcal pro Portion	Energiedichte	Eiweiß	Ballaststoffe	Wasser	GL	Satt-Mach-Effekt
Cornflakes (trocken)	30 g	107	rot	rot	rot	rot	rot	👎
Cornflakes mit Milch	230 g	235	grün	gelb	rot	grün	rot	👉
Früchtemüsli (trocken)	50 g	120	rot	gelb	grün	rot	gelb	👉
Früchtemüsli mit Milch	250 g	298	grün	gelb	grün	grün	gelb	👍
Getreideflocken, trocken	30 g	111	rot	gelb	grün	rot	rot	👉
Haferflocken (trocken)	60 g	222	rot	gelb	grün	rot	rot	👎
Haferflocken mit Milch	260 g	351	gelb	grün	grün	grün	gelb	👍
Müsli (trocken)	50 g	176	rot	gelb	grün	rot	gelb	👉
Müsli mit Milch	250 g	305	grün	grün	grün	grün	gelb	👍
Reis-Crispies	30 g	113	rot	rot	rot	rot	rot	👎
Schokomüsli (trocken)	50 g	195	rot	gelb	grün	rot	rot	👎
Schokomüsli mit Milch	250 g	323	gelb	gelb	grün	grün	gelb	👉
Weizenkleie	20 g	34	gelb	rot	grün	rot	grün	👉

Getreide und Mehle

Lebensmittel	Portionsgröße	kcal pro Portion	Energiedichte	Eiweiß	Ballaststoffe	Wasser	GL	Satt-Mach-Effekt
Amaranth, trocken	30 g	110	rot	gelb	grün	rot	rot	👉
Buchweizen, gegart	80 g	87	grün	gelb	rot	grün	grün	👍
Bulgur, roh	50 g	163	rot	rot	grün	gelb	gelb	👉
Cous Cous	250 g	565	rot	rot	grün	gelb	gelb	👉
Gerste Perlgraupen	20 g	68	rot	rot	rot	rot	rot	👎
Grünkern, gegart	80 g	83	grün	gelb	rot	grün	grün	👍
Hirse, gegart	80 g	91	grün	gelb	rot	grün	grün	👉
Mais, gegart	150 g	161	grün	rot	grün	grün	grün	👍
Maismehl	40 g	142	rot	gelb	grün	rot	rot	👎

Lebensmittel	Portionsgröße	kcal pro Portion	Energiedichte	Eiweiß	Ballaststoffe	Wasser	GL	Satt-Mach-Effekt
Paniermehl	20 g	72	●	●	●	●	●	👎
Popcorn	100 g	372	●	●	●	●	●	👎
Reismehl	40 g	139	●	●	●	●	●	👎
Vollkornmehl	40 g	124	●	●	●	●	●	👎
Weizengrieß	40 g	130	●	●	●	●	●	👎
Weizenmehl	40 g	135	●	●	●	●	●	👎

Reis und Reisgerichte

Lebensmittel	Portionsgröße	kcal pro Portion	Energiedichte	Eiweiß	Ballaststoffe	Wasser	GL	Satt-Mach-Effekt
Gemüsereis	250 g	228	●	●	●	●	●	👎
Kraftbrühe mit Reis	350 g	242	●	●	●	●	●	👍
Milchreis mit Früchten	250 g	338	●	●	●	●	●	👎
Milchreis mit Zucker und Zimt	250 g	403	●	●	●	●	●	👎
Paella	250 g	430	●	●	●	●	●	👎
Paprikaschote gefüllt mit Eireis	300 g	276	●	●	●	●	●	👍
Reis, parboiled (gekocht)	180 g	194	●	●	●	●	●	👎
Reispudding	250 g	343	●	●	●	●	●	👎
Reissalat mit Thunfisch und Tomaten	200 g	208	●	●	●	●	●	👍
Risotto mit Gemüse	250 g	253	●	●	●	●	●	👎
Tomatensuppe mit Reis	350 g	291	●	●	●	●	●	👍
Vollkornreis (gekocht)	180 g	202	●	●	●	●	●	👎

Teigwaren und Nudelgerichte

Lebensmittel	Portionsgröße	kcal pro Portion	Energiedichte	Eiweiß	Ballaststoffe	Wasser	GL	Satt-Mach-Effekt
Dampfnudeln	110 g	297	🔴	🔴	🟡	🟡	🔴	👎
Hühnerbrühe mit Nudeln	350 g	305	🟡	🟢	🟢	🟢	🟢	👍
Nudelauflauf	250 g	475	🟡	🟡	🔴	🟢	🟡	👉
Nudeln aus Hartweizen	200 g	300	🟡	🟡	🟢	🟢	🔴	👉
Nudeln mit Ei, gegart	200 g	252	🟡	🟡	🟢	🟢	🔴	👉
Nudelsalat mit Gemüse und Mayonnaise	150 g	191	🟡	🔴	🟢	🟢	🟡	👉
Ravioli	200 g	434	🟡	🔴	🟡	🟢	🟡	👉
Spätzle mit Käse	200 g	398	🟡	🟡	🟡	🟢	🟡	👉
Pizza	300 g	792	🔴	🟡	🟡	🟡	🔴	👉
Spaghetti Bolognese	250 g	338	🟡	🟢	🟢	🟢	🟡	👍
Vollkornnudeln, gekocht	200 g	278	🟡	🟡	🟢	🟢	🟡	👉

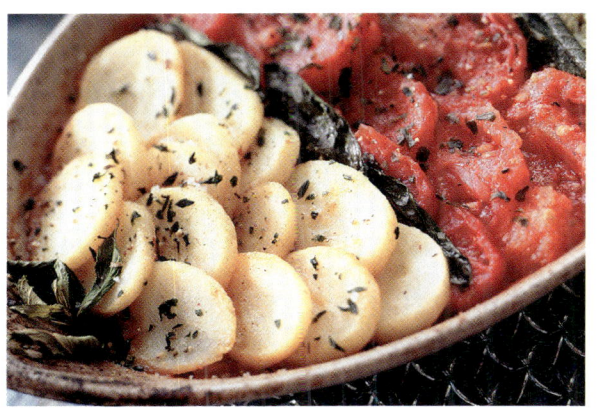

Kartoffeln und Kartoffel-produkte

L ebensmittel aus dieser Gruppe sind ebenfalls Stärkelie-feranten, wodurch sie den Blutzucker entsprechend Ach-terbahn fahren lassen können. Allerdings liefern Kartoffeln und einige Kartoffelprodukte eine geringe Energiedichte, viele Ballaststoffe und reichlich Wasser. Dadurch können sie als Satt-Mach-Beilage in kleinen Portionen zu einer Hauptspeise verzehrt werden.

Denken Sie jedoch daran, die Kartoffel möglichst in ihrer natürlichen Form z. B. als Pellkartoffel oder Salzkartoffel zu verzehren. Je verarbeiteter die Kartoffeln sind, desto größer die Blutzuckerwirkung. Außerdem sollten Sie auch darauf achten, Kartoffeln nicht mit zu viel Fett zu kombinieren, da Stärke plus Fett ein Figurkiller ist. Also, Pommes nur in Maßen!

Kartoffeln und Kartoffelprodukte

Lebensmittel	Portions-größe	kcal pro Portion	Energie-dichte	Eiweiß	Ballast-stoffe	Wasser	GL	Satt-Mach-Effekt
Bratkartoffeln	250 g	293	●	●	●	●	●	👎
Chips	25 g	134	●	●	●	●	●	👎
Gnocchi, gekocht	200 g	318	●	●	●	●	●	👎
Kartoffeln	200 g	138	●	●	●	●	●	👍
Kartoffelkloß (aus Trockenprodukt)	100 g	327	●	●	●	●	●	👎
Kartoffelkloß aus gekochten Kartoffeln	200 g	178	●	●	●	●	●	👍
Kartoffellauchcreme-suppe mit Speck	400 g	324	●	●	●	●	●	👍
Kartoffelsalat mit Mayonnaise	250 g	253	●	●	●	●	●	👎
Kartoffelpuffer	100 g	153	●	●	●	●	●	👎
Kartoffelpüree	250 g	270	●	●	●	●	●	👎
Kartoffelstärke	20 g	68	●	●	●	●	●	👎
Kartoffelsuppe mit Wurst	400 g	348	●	●	●	●	●	👍
Kroketten (Backofen)	250 g	468	●	●	●	●	●	👎
Petersilienkartoffeln	200 g	136	●	●	●	●	●	👍
Pommes frites (Backofen)	100 g	147	●	●	●	●	●	👎
Salzkartoffeln	200 g	136	●	●	●	●	●	👍
Kartoffelauflauf	350 g	312	●	●	●	●	●	👍

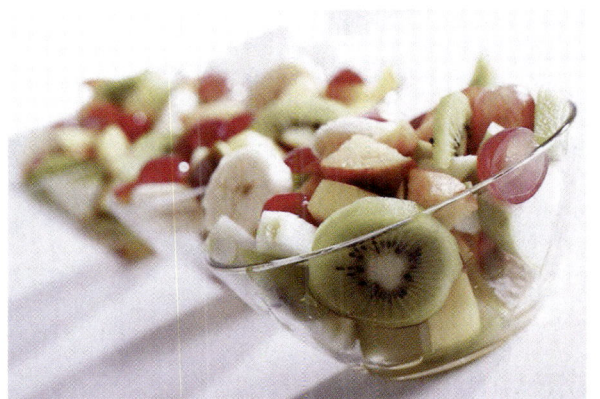

Obst

O bst strotzt nur so vor Vitaminen und sekundären Pflan-
zenstoffen. Außerdem zählt es mit zu den besten Sattmachern. Obst ist energiearm, voluminös, ballaststoff- und
wasserreich und liefert meistens eine niedrige GL. Es sollte
also bei keiner Hauptmahlzeit fehlen.

Obst

Lebensmittel	Portions-größe	kcal pro Portion	Energie-dichte	Eiweiß	Ballast-stoffe	Wasser	GL	Satt-Mach-Effekt
Ananas, roh	125 g	74	🟢	🔴	🟡	🟢	🟢	👌
Apfel	125 g	65	🟢	🔴	🟢	🟢	🟢	👌
Apfel, getrocknet	25 g	70	🔴	🔴	🟢	🔴	🟢	🤏
Aprikose	150 g	63	🟢	🔴	🟢	🟢	🟢	👌
Aprikose, getrocknet	25 g	62	🟡	🔴	🟢	🔴	🟢	🤏

Lebensmittel	Portionsgröße	kcal pro Portion	Energiedichte	Eiweiß	Ballaststoffe	Wasser	GL	Satt-Mach-Effekt
Avocado (ohne Kern)	225 g	488	🟡	🔴	🟢	🟢	🟢	👍
Banane	125 g	119	🟢	🔴	🟢	🟢	🟡	👍
Banane, getrocknet	25 g	73	🔴	🔴	🔴	🔴	🟡	👎
Birne	125 g	65	🟢	🔴	🟢	🟢	🟢	👍
Birne, Konserve	125 g	105	🟢	🔴	🟡	🟢	🟢	👍
Brombeeren	125 g	38	🟢	🔴	🟢	🟢	🟢	👍
Datteln, getrocknet	25 g	157	🔴	🔴	🟢	🟢	🟢	👎
Erdbeeren	125 g	40	🟢	🔴	🟢	🟢	🟢	👍
Feigen	100 g	63	🟢	🔴	🟢	🟢	🟢	👍
Feige, getrocknet	25 g	71	🔴	🔴	🟢	🔴	🔴	👎
Früchtecocktail, Konserve, gezuckert	125 g	134	🟢	🔴	🔴	🟢	🟢	🟡👍
Grapefruit	250 g	125	🟢	🔴	🟡	🟢	🟢	👍
Heidelbeeren	125 g	53	🟢	🔴	🟢	🟢	🟢	👍
Himbeeren	125 g	43	🟢	🔴	🟢	🟢	🟢	👍
Honigmelone	150 g	39	🟢	🔴	🟡	🟢	🟢	👍
Johannisbeeren, rot	125 g	54	🟢	🔴	🟢	🟢	🟢	👍
Johannisbeeren, schwarz	125 g	71	🟢	🔴	🟢	🟢	🟢	👍
Kaki	125 g	89	🟢	🔴	🟢	🟢	🟡	👍
Kirschen	125 g	79	🟢	🔴	🟡	🟢	🟢	👍
Kiwi	125 g	76	🟢	🔴	🟢	🟢	🟢	👍
Litschis	125 g	95	🟢	🔴	🟢	🟢	🟢	👍
Litschi, Konserve	125 g	123	🟢	🔴	🟢	🟢	🟡	🟡👍
Mandarine	120 g	60	🟢	🔴	🟢	🟢	🟢	👍
Mandarinen, Konserve	125 g	104	🟡	🔴	🟢	🟢	🟢	👍
Mango	125 g	75	🟢	🔴	🟢	🟢	🟢	👍
Mirabellen	125 g	80	🟢	🔴	🔴	🟢	🟢	🟡👍
Nektarine	115 g	66	🟢	🔴	🟢	🟢	🟢	👍
Oliven	25 g	36	🟡	🔴	🟢	🟢	🟢	🟡👍
Orange	150 g	71	🟢	🔴	🟢	🟢	🟢	👍

Lebensmittel	Portions-größe	kcal pro Portion	Energie-dichte	Eiweiß	Ballast-stoffe	Wasser	GL	Satt-Mach-Effekt
Papaya	150 g	20	🟢	🔴	🟢	🟢	🟢	👍
Passionsfrucht	125 g	100	🟢	🟡	🟡	🟢	🟢	👍
Pfirsich	125 g	51	🟢	🔴	🟢	🟢	🟢	👍
Pfirsich, Konserve	125 g	98	🟢	🔴	🟡	🟢	🟢	👍
Pflaume	150 g	71	🟢	🔴	🟢	🟢	🟢	👍
Pflaume, getrocknet	25 g	65	🔴	🔴	🟢	🔴	🟡	👎
Preiselbeeren	125 g	49	🟢	🔴	🟢	🟢	🟢	👍
Rhabarber	150 g	20	🟢	🔴	🟢	🟢	🟢	👍
Sultaninen/Rosinen	20 g	53	🔴	🔴	🟢	🔴	🔴	👎
Wassermelone	125 g	48	🟢	🔴	🔴	🟢	🟢	👎
Weintrauben	125 g	89	🟢	🔴	🔴	🟢	🟢	👎
Zitrone	60 g	34	🟢	🔴	🔴	🟢	🟢	👎
Zwetschgen	150 g	65	🟢	🔴	🟢	🟢	🟢	👍

EINKAUFS-TABELLEN

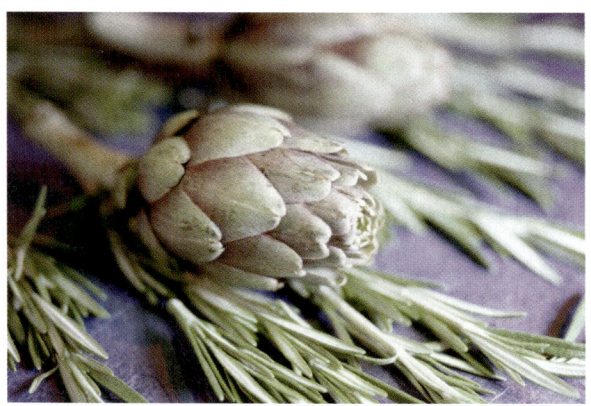

Gemüse und Pilze

Gemüse sollte immer den größten Teil einer gesunden, schlank und satt machenden Ernährung einnehmen. Wie auch das Obst gehört es zu den Vitaminbomben und enthält fast alle satt machenden Faktoren.

Gemüse

Lebensmittel	Portions-größe	kcal pro Portion	Energie-dichte	Eiweiß	Ballast-stoffe	Wasser	GL	Satt-Mach-Effekt
Artischocke	150 g	33	●	●	●	●	●	👍
Aubergine	250 g	43	●	●	●	●	●	👍
Bambussprossen	150 g	27	●	●	●	●	●	👍
Blumenkohl	150 g	35	●	●	●	●	●	👍
Bohnen, grün	150 g	38	●	●	●	●	●	👍
Brokkoli	150 g	39	●	●	●	●	●	👍

Lebensmittel	Portionsgröße	kcal pro Portion	Energiedichte	Eiweiß	Ballaststoffe	Wasser	GL	Satt-Mach-Effekt
Chicorée	70 g	12	🟢	🔴	🔴	🟢	🟢	👉
Chinakohl	150 g	21	🟢	🔴	🟢	🟢	🟢	👍
Eisbergsalat	100 g	13	🟢	🔴	🟡	🟢	🟢	👍
Erbsen, grün	150 g	123	🟢	🟢	🟢	🟢	🟢	👍
Feldsalat	100 g	14	🟢	🔴	🟡	🟢	🟢	👍
Fenchel	200 g	50	🟢	🟡	🟢	🟢	🟢	👍
Grünkohl	150 g	56	🟢	🟢	🟢	🟢	🟢	👍
Gurke	200 g	24	🟢	🔴	🔴	🟢	🟢	👉
Knoblauch	5 g	7	🟢	🔴	🔴	🟢	🟢	👉
Kohlrabi	150 g	38	🟢	🟡	🟢	🟢	🟢	👍
Kopfsalat	100 g	12	🟢	🔴	🟡	🟢	🟢	👍
Kürbis	150 g	41	🟢	🔴	🟡	🟢	🟢	👍
Mangold	150 g	38	🟢	🟡	🟢	🟢	🟢	👍
Maniok (Cassava)	200 g	274	🟡	🔴	🟢	🟢	🔴	👉
Meerrettich	150 g	96	🟢	🟡	🟢	🟢	🟢	👍
Möhren (Karotten)	150 g	39	🟢	🔴	🟢	🟢	🟢	👍
Okraschoten	150 g	30	🟢	🟡	🟢	🟢	🟢	👍
Paprika	150 g	30	🟢	🔴	🟢	🟢	🟢	👍
Pastinake	150 g	33	🟢	🔴	🟢	🟢	🔴	👉
Petersilienwurzel	150 g	56	🟢	🟡	🟢	🟢	🟢	👍
Porree (Lauch)	200 g	52	🟢	🟡	🟢	🟢	🟢	👍
Portulak	150 g	41	🟢	🔴	🟢	🟢	🟢	👍
Radieschen	125 g	19	🟢	🔴	🟢	🟢	🟢	👍
Rettich	150 g	21	🟢	🔴	🟢	🟢	🟢	👍
Rosenkohl	150 g	54	🟢	🟢	🟢	🟢	🟢	👍
Rote Rübe (Beete)	150 g	63	🟢	🔴	🟢	🟢	🟢	👍
Rotkohl, Konserve	150 g	29	🟢	🔴	🟢	🟢	🟢	👍
Rotkohl	150 g	35	🟢	🔴	🟢	🟢	🟢	👍
Schwarzwurzel	200 g	34	🟢	🔴	🟢	🟢	🟢	👍
Sellerie	150 g	26	🟢	🔴	🟢	🟢	🟢	👍
Spargel	150 g	27	🟢	🟡	🟡	🟢	🟢	👍

EINKAUFS-TABELLEN

Gemüse und Pilze

Lebensmittel	Portions-größe	kcal pro Portion	Energie-dichte	Eiweiß	Ballast-stoffe	Wasser	GL	Satt-Mach-Effekt
Spinat	150 g	21	🟢	🟡	🟢	🟢	🟢	👍
Süßkartoffel (Batate)	150 g	167	🟢	🔴	🟢	🟢	🟡	👍
Tomaten	150 g	26	🟢	🔴	🟡	🟢	🟢	👍
Tomate, Konserve	280 g	39	🟢	🔴	🟢	🟢	🟢	👍
Topinambur	200 g	62	🟢	🟡	🟢	🟢	🟢	👍
Weiße Rübe	150 g	39	🟢	🔴	🟢	🟢	🟢	👍
Weißkohl	150 g	38	🟢	🔴	🟢	🟢	🟢	👍
Wirsing	150 g	39	🟢	🟡	🟢	🟢	🟢	👍
Zucchini	200 g	38	🟢	🟡	🟢	🟢	🟢	👍
Zuckermais	150 g	134	🟢	🟡	🟢	🟢	🟡	👍
Zuckermais, Konserve	150 g	114	🟢	🟡	🟢	🟢	🟡	👍
Zwiebel	60 g	17	🟢	🔴	🟡	🟢	🟢	👍

Gemüseerzeugnisse und -gerichte

Lebensmittel	Portions-größe	kcal pro Portion	Energie-dichte	Eiweiß	Ballast-stoffe	Wasser	GL	Satt-Mach-Effekt
Buttergemüse	200 g	368	🟡	🟡	🟢	🟢	🟢	👍
Gemüseauflauf (z.B. Blumenkohl)	300 g	195	🟢	🟢	🟢	🟢	🟢	👍
Gemüsebratling	200 g	264	🟡	🟢	🟢	🟢	🟡	👍
Gemüsebrühe	300 ml	57	🟢	🔴	🔴	🟢	🟢	👎
Gemüseeintopf	450 g	243	🟢	🟢	🟢	🟢	🟢	👍
Gemüsesalat (mit Essig und Öl)	150 g	57	🟢	🟡	🟢	🟢	🟢	👍
Gemüsesuppe (Minestrone)	350 g	133	🟢	🟡	🟢	🟢	🟢	👍
Gurkensalat mit Joghurtdressing	200 g	66	🟢	🟡	🔴	🟢	🟢	👍
Gewürzgurken	100 g	16	🟢	🔴	🔴	🟢	🟢	👎

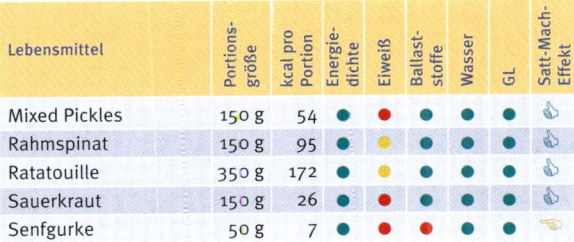

Lebensmittel	Portionsgröße	kcal pro Portion	Energiedichte	Eiweiß	Ballaststoffe	Wasser	GL	Satt-Mach-Effekt
Mixed Pickles	150 g	54	🟢	🔴	🟢	🟢	🟢	👍
Rahmspinat	150 g	95	🟢	🟡	🟢	🟢	🟢	👍
Ratatouille	350 g	172	🟢	🟡	🟢	🟢	🟢	👍
Sauerkraut	150 g	26	🟢	🔴	🟢	🟢	🟢	👍
Senfgurke	50 g	7	🟢	🔴	🔴	🟢	🟢	👉

Pilze

Lebensmittel	Portionsgröße	kcal pro Portion	Energiedichte	Eiweiß	Ballaststoffe	Wasser	GL	Satt-Mach-Effekt
Austernpilze	200 g	22	🟢	🟡	🟢	🟢	🟢	👍
Butterpilze	200 g	22	🟢	🟡	🟢	🟢	🟢	👍
Champignons	200 g	30	🟢	🟡	🟢	🟢	🟢	👍
Champignons aus der Dose	150 g	21	🟢	🟡	🟢	🟢	🟢	👍
Morcheln	200 g	22	🟢	🟡	🟢	🟢	🟢	👍
Morcheln, getrocknet	25 g	25	🟢	🟡	🟢	🔴	🟢	👉
Pfifferlinge	200 g	24	🟢	🟡	🟢	🟢	🟢	👍
Shiitake	200 g	84	🟢	🟡	🟢	🟢	🟢	👍
Steinpilze	200 g	40	🟢	🟢	🟢	🟢	🟢	👍
Steinpilze, getrocknet	25 g	37	🟡	🟢	🟢	🔴	🟢	👉
Trüffel	100 g	48	🟢	🟢	🟢	🟢	🟢	👍

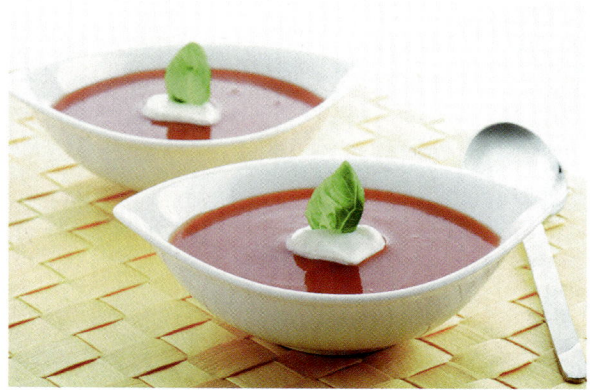

Suppen

Suppen gehören schon aufgrund ihres Volumens zu den guten Sattmachern. Egal ob Suppe mit Fleisch oder Gemüse – mit Suppen liegt man immer richtig. Suppen machen nicht nur schlank und satt, sie sind außerdem auch noch super gesund und im Winter können sie einen richtig aufheizen.

Suppen sind gerade sehr angesagt. In vielen Städten gibt es richtige »Suppen-Imbisse«. Ideal, um in der Mittagspause schnell etwas Warmes in den Bauch zu bekommen.

Suppen

Lebensmittel	Portions-größe	kcal pro Portion	Energie-dichte	Eiweiß	Ballast-stoffe	Wasser	GL	Satt-Mach-Effekt
Brokkolicremesuppe	300 g	111	🟢	🟡	🟢	🟢	🟢	👍
Champignoncreme-suppe	300 g	96	🟢	🟢	🟡	🟢	🟢	👍
Chinesische Suppe	350 g	273	🟢	🟢	🟡	🟢	🟢	👍
Flädlesuppe	350 g	235	🟢	🟢	🔴	🟢	🟢	👍
Fischsuppe	300 g	162	🟢	🟢	🔴	🟢	🟢	👍
Gemüsesuppe	350 g	140	🟢	🟢	🔴	🟢	🟢	👍
Gulaschsuppe	400 g	260	🟢	🟢	🟢	🟢	🟢	👍
Kartoffelsuppe	400 g	240	🟢	🟢	🟢	🟢	🟡	👍
Kürbiscremesuppe	400 g	324	🟢	🟢	🟢	🟢	🟢	👍
Linsensuppe	350 g	228	🟢	🟢	🟢	🟢	🟢	👍
Minestrone	350 g	133	🟢	🟢	🟢	🟢	🟢	👍
Spargelcremesuppe	300 g	252	🟢	🟢	🔴	🟢	🟢	👍
Suppe mit Eierstich	350 g	249	🟢	🟢	🟡	🟢	🟢	👍
Tomatensuppe	350 g	102	🟢	🟡	🟡	🟢	🟢	👍
Zwiebelsuppe	350 g	147	🟢	🟡	🔴	🟢	🟢	👍

EINKAUFS-TABELLEN

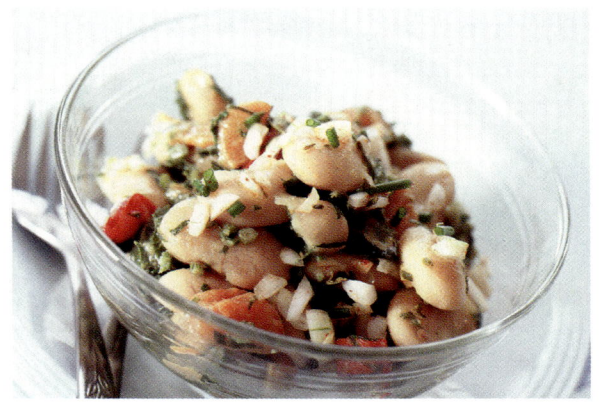

Hülsenfrüchte

Nicht umsonst nannte man früher Gerichte aus Hülsenfrüchten »Arme-Leute-Essen« – es war günstig und machte satt. Deswegen dürfen auch heute Hülsenfrüchte mit ihrem hohen Eiweiß- und Ballaststoffgehalt in keiner Satt-Mach-Diät fehlen.

Hülsenfrüchte

Lebensmittel	Portionsgröße	kcal pro Portion	Energiedichte	Eiweiß	Ballaststoffe	Wasser	GL	Satt-Mach-Effekt
Bohnen, weiß	150 g	168	🟢	🟢	🟢	🟢	🟢	👍
Bohnen, weiß, Konserve	150 g	98	🟢	🟢	🟢	🟢	🟡	👍
Bohnensprossen, frisch	50 g	21	🟢	🔴	🔴	🟢	🟢	👉
Erbsen	150 g	126	🟢	🟢	🟢	🟢	🟢	👍
Grüne Bohnen	150 g	38	🟢	🟡	🟢	🟢	🟢	👍

Lebensmittel	Portionsgröße	kcal pro Portion	Energiedichte	Eiweiß	Ballaststoffe	Wasser	GL	Satt-Mach-Effekt
Kichererbsen (Konserve)	150 g	188	🟢	🟢	🟢	🟢	🟢	👍
Kidney Bohnen (Konserve)	150 g	95	🟢	🟢	🟢	🟢	🟢	👍
Mungobohnen, trocken	150 g	410	🔴	🟢	🟢	🔴	🟢	👎
Linsen	150 g	173	🟢	🟢	🟢	🟢	🟢	👍
Sojabohnen, frisch	150 g	78	🟢	🟢	🟢	🟢	🟢	👍
Sojabohne reif, Konserve	150 g	56	🟢	🟢	🟢	🟢	🟢	👍

Gerichte mit Hülsenfrüchten

Lebensmittel	Portionsgröße	kcal pro Portion	Energiedichte	Eiweiß	Ballaststoffe	Wasser	GL	Satt-Mach-Effekt
Baked Beans	150 g	113	🟢	🟢	🟢	🟢	🟢	👍
Bohnensalat	300 g	226	🟢	🟢	🟢	🟢	🟢	👍
Miso	20 g	23	🟢	🟡	🟡	🔴	🟢	👎
Linseneintopf mit Würstchen	450 g	257	🟢	🟢	🟢	🟢	🟢	👍
Linsen-Rucola-Salat	250 g	278	🟢	🟢	🟢	🟢	🟢	👍
Sojabohnenmehl	20 g	68	🔴	🟢	🟢	🔴	🟢	👎
Sojabratlinge	100 g	347	🔴	🟢	🟢	🟢	🟢	👎
Sojaflocken	20 g	64	🔴	🟢	🟢	🔴	🟢	👎
Sojaghurt, natur	150 g	87	🟢	🟢	🟢	🟢	🟢	👍
Sojamilch	200 g	94	🟢	🟢	🟢	🟢	🟢	👍
Sojaschnitzel, Trockenprodukt	30 g	92	🔴	🟢	🟢	🟢	🟢	👎
Sojateigwaren Bandnudeln, roh	60 g	195	🔴	🟢	🟢	🔴	🟢	
Tofu	100 g	144	🟡	🟢	🔴	🟢	🟢	👍

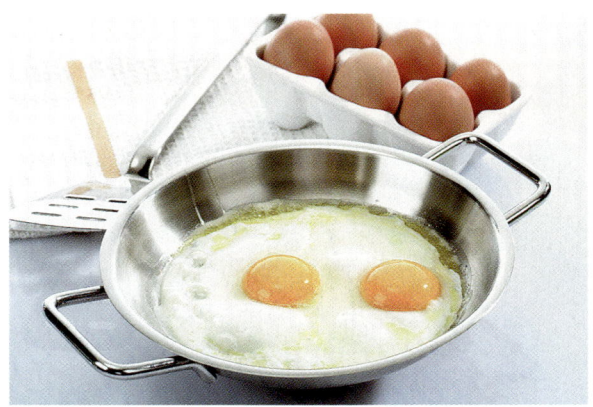

Eier und Eigerichte

E ier sind durch ihren Ruf als »Cholesterinerhöher« in Verruf geraten. Dabei sind sie ernährungsphysiologisch sehr wertvoll. Sie liefern Biotin, Eisen, Zink, Vitamin B_{12} und wertvolle Fettsäuren. Durch ihren hohen Eiweißgehalt und durch ihre beste Eiweißqualität bekommen Sie einen sehr guten Platz in der Satt-Mach-Rangliste.

Eier und Eigerichte

Lebensmittel	Portionsgröße	kcal pro Portion	Energiedichte	Eiweiß	Ballaststoffe	Wasser	GL	Satt-Mach-Effekt
Hühnerei	60 g	92	● (gelb)	● (grün)	● (rot)	● (grün)	● (grün)	👍
Eidotter	20 g	70	● (rot)	● (grün)	● (rot)	● (grün)	● (grün)	👎
Eierstich (Suppeneinlage)	30 g	33	● (grün)	● (grün)	● (rot)	● (grün)	● (grün)	👍
Eiklar	38 g	19	● (grün)	● (grün)	● (rot)	● (grün)	● (grün)	👍
Entenei	92 g	183	● (gelb)	● (grün)	● (rot)	● (grün)	● (grün)	👍
Kraftbrühe mit Eierstich	330 g	236	● (grün)	● (grün)	● (rot)	● (grün)	● (grün)	👍
Omelette (aus 2 Eiern)	150 g	180	● (grün)	● (grün)	● (rot)	● (grün)	● (grün)	👍
Rührei (aus 2 Eiern)	150 g	180	● (grün)	● (grün)	● (rot)	● (grün)	● (grün)	👍
Rührei (aus 2 Eiern) mit Schinken und Käse	170 g	324	● (gelb)	● (grün)	● (rot)	● (grün)	● (grün)	👍
Rührei mit Speck (aus 2 Eiern)	150 g	185	● (grün)	● (grün)	● (rot)	● (grün)	● (grün)	👍
Spiegeleier (aus 2 Eiern)	150 g	267	● (gelb)	● (grün)	● (rot)	● (grün)	● (grün)	👍
Spiegelei auf Spinat und Tomaten	230 g	125	● (grün)	● (grün)	● (gelb)	● (grün)	● (grün)	👍

EINKAUFS-TABELLEN

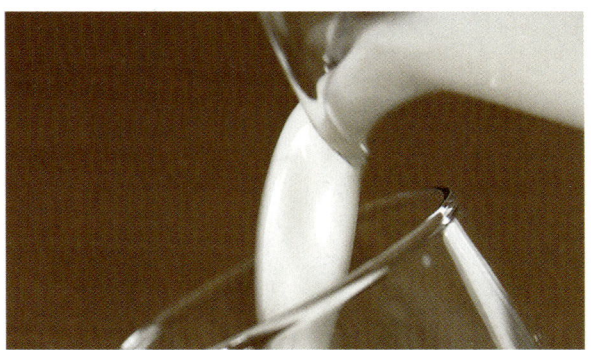

Milch und Milchprodukte

Vor allem die ungezuckerten Produkte dieser Gruppe sind besonders in der täglichen Ernährung zu empfehlen. Sie liefern Calcium, Vitamin B_{12} und ihr Milchfett ist besonders gut bekömmlich. Die geringe Energiedichte, der hohe Eiweiß- und Wassergehalt sowie die niedrige GL lassen sie auf der Satt-Mach-Rangliste ganz oben mitspielen. Je höher der Fettgehalt, desto geringer die sättigende Wirkung, da automatisch der Eiweißanteil ab- und die Energiedichte zunimmt.

Milch und Milchprodukte

Lebensmittel	Portions-größe	kcal pro Portion	Energie-dichte	Eiweiß	Ballast-stoffe	Wasser	GL	Satt-Mach-Effekt
Buttermilch	150 g	54	●	●	●	●	●	👍
Buttermilch mit Frucht-geschmack, gezuckert	150 g	113	●	●	●	●	●	👍

Lebensmittel	Portionsgröße	kcal pro Portion	Energiedichte	Eiweiß	Ballaststoffe	Wasser	GL	Satt-Mach-Effekt
Buttermilch mit Fruchtgeschmack mit Süßstoffen	150 g	63	●	●	●	●	●	👋
Crème fraîche 40 % Fett	30 g	112	●	●	●	●	●	👋
Crème fraîche light 30 % Fett	30 g	84	●	●	●	●	●	👋
Dickmilch 10 % Fett	150 g	177	●	●	●	●	●	👋
Dickmilch 3,5 % Fett	150 g	96	●	●	●	●	●	👋
Dickmilch entrahmt	150 g	51	●	●	●	●	●	👋
Joghurt 3,5 % Fett	150 g	99	●	●	●	●	●	👋
Joghurt (fettarm) 1,5 % Fett	150 g	69	●	●	●	●	●	👋
Joghurt aus Magermilch	150 g	65	●	●	●	●	●	👋
Joghurt 3,5 % mit Früchten	150 g	99	●	●	●	●	●	👋
Joghurt 1,5 % (fettarm) mit Früchten	150 g	69	●	●	●	●	●	👋
Joghurt 0,1 % (entrahmt) mit Früchten	150 g	114	●	●	●	●	●	👋
Kefir	150 g	59	●	●	●	●	●	👋
Kefir 1,5 % Fett	150 g	75	●	●	●	●	●	👋
Kefir mit Fruchtzubereitung	150 g	131	●	●	●	●	●	👋
Kondensmilch 4 % Fett	15 g	17	●	●	●	●	●	👋
Kondensmilch 10 % Fett, gezuckert	15 g	51	●	●	●	●	●	👎
Milch 3,5 % Fett	150 g	96	●	●	●	●	●	👋
Milch 1,5 % Fett	150 g	74	●	●	●	●	●	👋
Milch 0,3 % Fett	150 g	54	●	●	●	●	●	👋
Sahne 30 % Fett	30 g	86	●	●	●	●	●	👋
Saure Sahne 10 % Fett	30 g	35	●	●	●	●	●	👋
Schmand, 20 % Fett	30 g	62	●	●	●	●	●	👋
Sauermolke	150 g	35	●	●	●	●	●	👋
Süßmolke	150 g	38	●	●	●	●	●	👋

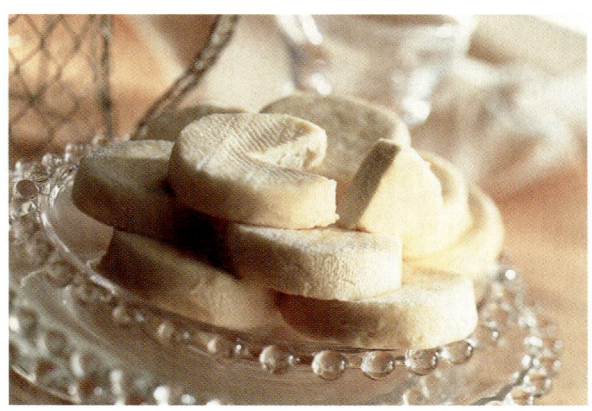

Käse und Quark

Käse gehört zu einem genussvollen Abnehmen – egal ob zum Auflauf oder als Nachtisch zusammen mit Weintrauben – einfach dazu. Bedenken Sie aber, dass die Energiedichte mit steigendem Fettgehalt steigt und der Wasseranteil sinkt. Gehen Sie insbesondere mit Käsesorten, die einen Fettgehalt über 50 % i.Tr. besitzen, maßvoll um.

Käse und Quark

Lebensmittel	Portions-größe	kcal pro Portion	Energie-dichte	Eiweiß	Ballast-stoffe	Wasser	GL	Satt-Mach-Effekt
Appenzeller, 50 % Fett i. Tr.	30 g	116	🔴	🟢	🔴	🟡	🟢	☞
Bavaria Blu	30 g	105	🔴	🟢	🔴	🔴	🟢	☞
Bergkäse 45 % Fett i. Tr.	30 g	115	🔴	🟢	🔴	🟡	🟢	☞

Lebensmittel	Portions-größe	kcal pro Portion	Energie-dichte	Eiweiß	Ballast-stoffe	Wasser	GL	Satt-Mach-Effekt
Brie 50 % Fett i. Tr.	30 g	94	🔴	🟢	🔴	🟡	🟢	👎
Butterkäse 30 % Fett i. Tr.	30 g	74	🔴	🟢	🔴	🟢	🟢	👍
Butterkäse 60 % Fett i. Tr.	30 g	114	🔴	🟡	🔴	🟢	🟢	👎
Camembert 30 % Fett i. Tr.	30 g	63	🔴	🟢	🔴	🟢	🟢	👍
Camembert 45 % Fett i. Tr.	30 g	86	🔴	🟢	🔴	🟢	🟢	👎
Camembert 70 % Fett i. Tr.	30 g	122	🔴	🟡	🔴	🟢	🟢	👎
Doppelrahmfrischkäse	30 g	102	🔴	🟢	🔴	🟢	🟢	👎
Edamer 30 % Fett i. Tr.	30 g	77	🔴	🟢	🔴	🟢	🟢	👍
Edamer 45 % Fett i. Tr.	30 g	106	🔴	🟢	🔴	🟡	🟢	👎
Emmentaler 45 % Fett i. Tr.	30 g	115	🔴	🟢	🔴	🟡	🟢	👎
Fetakäse	30 g	71	🟡	🟢	🔴	🟢	🟢	👍
Frischkäse, mager	20 g	16	🟢	🟢	🔴	🟢	🟢	👍
Frischkäse 45 % Fett i. Tr.	20 g	33	🟡	🟢	🟢	🟢	🟢	👎
Frischkäse 70 % Fett i. Tr.	20 g	68	🔴	🟢	🟢	🟢	🟢	👎
Frischkäse mit Kräutern, 20 % Fett i. Tr.	20 g	27	🟡	🟢	🔴	🟢	🟢	👍
Frischkäse mit Kräutern, 60 % Fett i. Tr.	20 g	50	🟡	🟢	🔴	🔴	🟢	👎
Gouda 40 % Fett i. Tr. (Fettstufe)	30 g	90	🔴	🟢	🔴	🟡	🟢	👎
Gouda 48 %, deutsch, Fett i. Tr.	30 g	110	🔴	🟢	🔴	🟡	🟢	👎
Gorgonzola	30 g	107	🔴	🟢	🔴	🟡	🟢	👎
Greyerzer	30 g	122	🔴	🟢	🔴	🟢	🟢	👎
Hüttenkäse, mager	20 g	15	🟡	🟢	🔴	🟢	🟢	👍

EINKAUFS-TABELLEN

Käse und Quark

Lebensmittel	Portionsgröße	kcal pro Portion	Energiedichte	Eiweiß	Ballaststoffe	Wasser	GL	Satt-Mach-Effekt
Hüttenkäse, 20 % Fett i. Tr.	20 g	20	🟢	🟢	🔴	🟢	🟢	👍
Kochkäse < 10 % Fett i. Tr.	30 g	31	🟢	🟢	🔴	🟢	🟢	👍
Kochkäse 40 % Fett i. Tr.	30 g	56	🟡	🟢	🔴	🟢	🟢	👍
Limburger 40 % Fett i. Tr.	30 g	81	🔴	🟢	🔴	🟢	🟢	👎
Limburger 20 % Fett i. Tr.	30 g	56	🟡	🟢	🔴	🟢	🟢	👍
Mozzarella	30 g	77	🔴	🟢	🔴	🟢	🟢	👎
Mozzarella light	30 g	15	🟡	🟢	🔴	🟢	🟢	👍
Parmesan	30 g	132	🔴	🟢	🔴	🟢	🟢	👎
Provolone	30 g	102	🔴	🟢	🔴	🟡	🟢	👎
Kräuterquark	30 g	34	🟢	🟢	🔴	🟢	🟢	👍
Speisequark, mager	30 g	23	🟢	🟢	🔴	🟢	🟢	👍
Quark 20 % Fett i. Tr.	30 g	30	🟢	🟢	🔴	🟢	🟢	👍
Quark 40 % Fett i. Tr.	30 g	43	🟡	🟢	🔴	🟢	🟢	👍
Quark mit Früchten, 10 % Fett i. Tr.	30 g	9	🟢	🟢	🔴	🟢	🟢	👍
Quark mit Früchten 45 % Fett i. Tr.	30 g	40	🟡	🟡	🔴	🟢	🟢	👎
Ricotta	30 g	49	🟡	🟢	🔴	🟢	🟢	👍
Sauermilchkäse	30 g	39	🟡	🟢	🔴	🟢	🟢	👍
Schmelzkäse 20 % Fett i. Tr.	30 g	57	🟡	🟢	🔴	🟢	🟢	👍
Schmelzkäse 30 % Fett i. Tr.	30 g	63	🟡	🟢	🔴	🟢	🟢	👍
Schmelzkäse 45 % Fett i. Tr.	30 g	62	🔴	🟢	🔴	🟢	🟢	👎
Tilsiter	30 g	106	🔴	🟢	🔴	🟡	🟢	👎
Ziegenkäse, 45 % Fett i. Tr.	30 g	83	🔴	🟢	🔴	🟢	🟢	👎

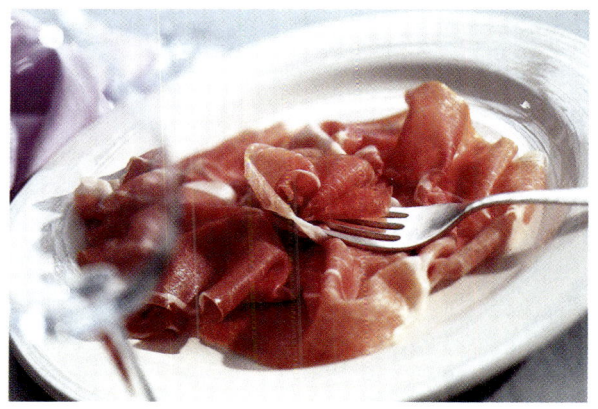

Fleisch- und Wurstwaren

Mageres Fleisch liefert überwiegend Wasser und Eiweiß und die GL liegt immer im grünen Bereich. Es handelt sich also um einen Top-Sattmacher. Gehen Sie mit Wurst lieber maßvoll um, da sie meist sehr fettreich ist. Greifen Sie stattdessen lieber zu Schinken. Als Eisen-, Zink- und Vitamin-B-Lieferant trägt Fleisch zu einer gesunden Ernährung bei.

Geflügel und Wild

Lebensmittel	Portions-größe	kcal pro Portion	Energie-dichte	Eiweiß	Ballast-stoffe	Wasser	GL	Satt-Mach-Effekt
Brathähnchen mit Haut	150 g	249	🟡	🟢	🔴	🟢	🟢	👍
Ente ohne Haut	150 g	233	🟡	🟢	🔴	🟢	🟢	👍
Ente mit Haut	150 g	338	🟡	🟢	🔴	🟢	🟢	👍

73

Lebensmittel	Portionsgröße	kcal pro Portion	Energiedichte	Eiweiß	Ballaststoffe	Wasser	GL	Satt-Mach-Effekt
Gans mit Haut	150 g	507	🔴	🟢	🔴	🟢	🟢	👎
Hähnchenbrust	150 g	153	🟢	🟢	🔴	🟢	🟢	👍
Hähnchenschenkel (mit Haut)	150 g	260	🟡	🟢	🔴	🟢	🟢	👍
Hase	150 g	174	🟢	🟢	🔴	🟢	🟢	👍
Hirsch	150 g	170	🟢	🟢	🔴	🟢	🟢	👍
Huhn, Suppenhuhn	150 g	386	🟡	🟢	🔴	🟢	🟢	👍
Putenbrust (ohne Haut)	150 g	161	🟢	🟢	🔴	🟢	🟢	👍
Reh	150 g	183	🟢	🟢	🔴	🟢	🟢	👍

Schweine- und Rindfleisch

Lebensmittel	Portionsgröße	kcal pro Portion	Energiedichte	Eiweiß	Ballaststoffe	Wasser	GL	Satt-Mach-Effekt
Hackfleisch halb + halb	150 g	332	🟡	🟢	🔴	🟢	🟢	👍
Kalbsfilet	150 g	167	🟢	🟢	🔴	🟢	🟢	👍
Kalb, Kotelett	150 g	219	🟡	🟢	🔴	🟢	🟢	👍
Kalbsschnitzel	150 g	167	🟢	🟢	🔴	🟢	🟢	👍
Lammfilet	150 g	225	🟡	🟢	🔴	🟢	🟢	👍
Lammkotelett	150 g	318	🟡	🟢	🔴	🟢	🟢	👍
Rind, Filet	150 g	182	🟢	🟢	🔴	🟢	🟢	👍
Rinderhack	150 g	303	🟡	🟢	🔴	🟢	🟢	👍
Rind, Steak	150 g	219	🟡	🟢	🔴	🟢	🟢	👍
Roastbeef	150 g	195	🟡	🟢	🔴	🟢	🟢	👍
Schwein, Bauchspeck	30 g	239	🔴	🟢	🔴	🟢	🟢	👎
Schwein, Filet	150 g	161	🟢	🟢	🔴	🟢	🟢	👍
Schwein, Hackfleisch	150 g	375	🟡	🟢	🔴	🟢	🟢	👍
Schwein, Schnitzel	150 g	161	🟢	🟢	🔴	🟢	🟢	👍
Schwein, Steak	150 g	200	🟡	🟢	🔴	🟢	🟢	👍
Tatar (Schabefleisch)	150 g	170	🟢	🟢	🔴	🟢	🟢	👍

Wurstwaren

Lebensmittel	Portionsgröße	kcal pro Portion	Energiedichte	Eiweiß	Ballaststoffe	Wasser	GL	Satt-Mach-Effekt
Bockwurst	115 g	340	🔴	🟢	🔴	🟢	🟢	☝️
Bratwurst	125 g	391	🔴	🟢	🔴	🟢	🟢	☝️
Bierschinken	30 g	54	🟡	🟢	🔴	🟢	🟢	👍
Blutwurst	30 g	103	🔴	🟡	🔴	🟢	🟢	☝️
Cabanossi	30 g	135	🔴	🟡	🔴	🟢	🟢	☝️
Cervelatwurst	30 g	111	🔴	🟢	🔴	🟢	🟢	☝️
Gelbwurst	30 g	86	🔴	🟡	🔴	🟢	🟢	☝️
Rind, Corned Beef	30 g	42	🟡	🟢	🔴	🟢	🟢	👍
Fleischwurst	125 g	408	🔴	🟡	🔴	🟢	🟢	☝️
Geflügelwurst	30 g	32	🟢	🟢	🔴	🟢	🟢	👍
Hacksteak	150 g	302	🟡	🟢	🔴	🟢	🟢	👍
Kalbsleberwurst	30 g	102	🔴	🟢	🔴	🟢	🟢	☝️
Kochschinken	30 g	339	🟢	🟢	🔴	🟢	🟢	👍
Lachsschinken	30 g	35	🟢	🟢	🔴	🟢	🟢	👍
Leberkäse	30 g	81	🔴	🟢	🔴	🟢	🟢	☝️
Leberwurst, grob	30 g	97	🔴	🟢	🔴	🟡	🟢	☝️
Leberwurst, mager	30 g	81	🔴	🟢	🔴	🟢	🟢	☝️
Mettwurst grob	30 g	93	🔴	🟢	🔴	🟢	🟢	☝️
Mortadella (norddeutsch)	30 g	92	🔴	🟡	🔴	🟢	🟢	☝️
Münchner Weißwurst	150 g	405	🔴	🟢	🔴	🟢	🟢	☝️
Salami	30 g	108	🔴	🟢	🔴	🟢	🟢	☝️
Schinken mit Fettrand	30 g	46	🟡	🟢	🔴	🟢	🟢	👍
Schinken ohne Fettrand	30 g	41	🟢	🟢	🔴	🟢	🟢	👍
Schinkenwurst	30 g	88	🔴	🟢	🔴	🟢	🟢	☝️
Speck, durchwachsen	30 g	44	🟡	🟢	🔴	🟢	🟢	👍
Teewurst	30 g	110	🔴	🟡	🔴	🟡	🟢	☝️
Wiener Würstchen	150 g	444	🔴	🟢	🔴	🟢	🟢	☝️

EINKAUFS-TABELLEN

75

Fleischgerichte

Lebensmittel	Portionsgröße	kcal pro Portion	Energiedichte	Eiweiß	Ballaststoffe	Wasser	GL	Satt-Mach-Effekt
Chicken Nuggets	150 g	359	🟡	🟢	🔴	🟢	🟢	👍
Chili con carne	300 g	300	🟢	🟢	🟢	🟢	🟢	👍
Currywurst mit Ketchup und Pommes	300 g	681	🟡	🟡	🟢	🟢	🟡	👎
Döner mit Fladenbrot	350 g	665	🟡	🟢	🟢	🟢	🟡	👍
Döner ohne Brot	300 g	177	🟢	🟢	🟢	🟢	🟢	👍
Gulaschsuppe	400 g	260	🟢	🟢	🟢	🟢	🟢	👍
Hamburger	150 g	348	🟡	🟡	🔴	🟢	🟡	👎
Jägerschnitzel mit Pommes	400 g	632	🟡	🟡	🔴	🟢	🟡	👎
Rumpsteak mit Kräuterbutter, Gemüse und Salat	450 g	450	🟢	🟢	🟢	🟢	🟢	👍
Schnitzel natur gebraten mit Salat	400 g	284	🟢	🟢	🟡	🟢	🟢	👍

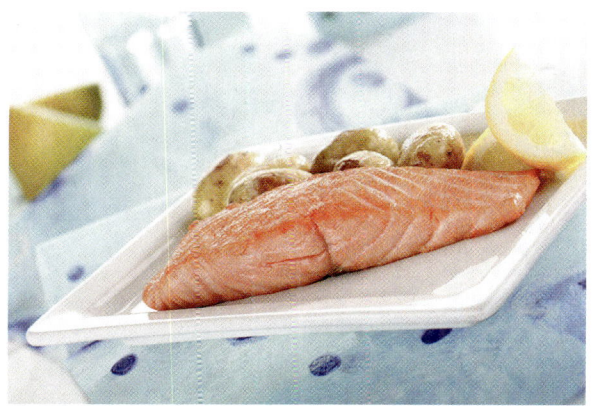

Fisch und Meeresfrüchte

Die Sattmacher aus dem Meer spielen ebenfalls ganz weit oben mit. Bis auf den Ballaststoffgehalt bekommen die Meeresbewohner für alle Satt-Mach-Faktoren fast durchgängig einen grünen Punkt. Sie liefern außerdem Vitamin D, Jod und fetter Fisch auch reichlich Omega-3-Fettsäuren.

Frischer Fisch und Meeresfrüchte

Lebensmittel	Portions-größe	kcal pro Portion	Energie-dichte	Eiweiß	Ballast-stoffe	Wasser	GL	Satt-Mach-Effekt
Aal	150 g	417	🟡	🟢	🔴	🟢	🟢	👍
Austern	100 g	63	🟢	🟢	🔴	🟢	🟢	👍
Flusskrebs	100 g	90	🟢	🟢	🔴	🟢	🟢	👍
Forelle	150 g	170	🟢	🟢	🔴	🟢	🟢	👍
Garnelen	100 g	102	🟢	🟢	🔴	🟢	🟢	👍
Heilbutt	150 g	146	🟢	🟢	🔴	🟢	🟢	👍
Hering	150 g	309	🟡	🟢	🔴	🟢	🟢	👍
Hummer	100 g	86	🟢	🟢	🔴	🟢	🟢	👍
Jakobsmuscheln	100 g	77	🟢	🟢	🔴	🟢	🟢	👍
Kabeljau (Dorsch)	150 g	123	🟢	🟢	🔴	🟢	🟢	👍
Karpfen	150 g	174	🟢	🟢	🔴	🟢	🟢	👍
Krabben	100 g	91	🟢	🟢	🔴	🟢	🟢	👍
Lachs	150 g	197	🟡	🟢	🔴	🟢	🟢	👍
Makrele	150 g	273	🟡	🟢	🔴	🟢	🟢	👍
Miesmuschel	100 g	67	🟢	🟢	🔴	🟢	🟢	👍
Rotbarsch (Goldbarsch)	150 g	161	🟢	🟢	🔴	🟢	🟢	👍
Sardine	150 g	179	🟢	🟢	🔴	🟢	🟢	👍
Scholle	150 g	135	🟢	🟢	🔴	🟢	🟢	👍
Seelachs	150 g	123	🟢	🟢	🔴	🟢	🟢	👍
Seeteufel	150 g	111	🟢	🟢	🔴	🟢	🟢	👍
Steinbutt	150 g	125	🟢	🟢	🔴	🟢	🟢	👍
Thunfisch	150 g	333	🟡	🟢	🔴	🟢	🟢	👍
Tintenfisch	150 g	122	🟢	🟢	🔴	🟢	🟢	👍
Zander	150 g	126	🟢	🟢	🔴	🟢	🟢	👍

Fischprodukte

Lebensmittel	Portions-größe	kcal pro Portion	Energie-dichte	Eiweiß	Ballast-stoffe	Wasser	GL	Satt-Mach-Effekt
Anchovis (Sardellen)	50 g	162	🔴	🟢	🔴	🟢	🟢	👎
Bismarckhering (Konserve)	65 g	117	🟡	🟢	🔴	🟢	🟢	👍
Fisch, paniert	200 g	346	🟡	🟢	🔴	🟢	🟡	👎
Fischstäbchen	30 g	58	🟡	🟢	🔴	🟢	🟡	👎
Fischsuppe (Konserve)	300 g	195	🟢	🟢	🔴	🟢	🟢	👍
Forelle, geräuchert	100 g	120	🟢	🟢	🔴	🟢	🟢	👍
Heringfilet Matjesart	100 g	209	🟡	🟢	🔴	🟢	🟢	👍
Heringfilet in Tomaten-soße	100 g	184	🟡	🟢	🔴	🟢	🟢	👍
Kaviar	5 g	13	🔴	🟢	🔴	🟢	🟢	👎
Lachs, geräuchert	75 g	104	🟡	🟢	🔴	🟢	🟢	👍
Makrele, geräuchert	100 g	192	🟡	🟢	🔴	🟢	🟢	👍
Ölsardinen (Konserve)	65 g	173	🔴	🟢	🔴	🟢	🟢	👎
Panierte Fischfrikadelle	150 g	192	🟡	🟢	🔴	🟢	🟡	👎
Sardellenpaste	10 g	20	🟡	🟢	🔴	🔴	🟢	👎
Thunfisch in Öl (Konserve) (abgetropft)	100 g	222	🟡	🟢	🔴	🟢	🟢	👍
Thunfisch in Wasser	100 g	174	🟡	🟢	🔴	🟢	🟢	👍

EINKAUFS-TABELLEN

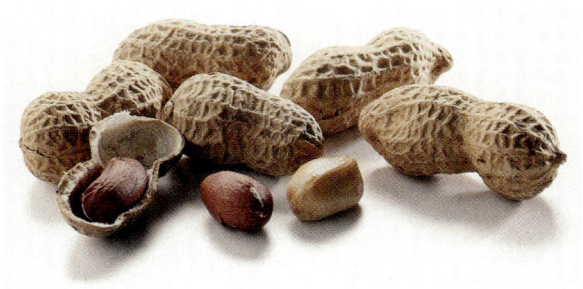

Nüsse und Samen

Dass Nüsse dick machen sollen, ist bereits Schnee von gestern. Studien konnten dieses Vorurteil widerlegen. Durch den hohen Ballaststoffgehalt führen Nüsse zu einer guten Sättigung. Essen Sie Nüsse zum Salat oder als kleine Zwischenmahlzeit. Behalten Sie dennoch die hohe Energiedichte im Auge.

Nüsse liefern zudem eine sehr gute Fettqualität. Wer also noch etwas gegen seinen hohen Cholesterinspiegel tun möchte, sollte täglich Nüsse essen.

Und wer dann noch seine Gehirnleistung steigern möchte, der sollte auf Walnüsse zurückgreifen. Diese liefern Omega-3-Fettsäuren, die sich positiv auf das Gehirn auswirken.

Nüsse und Samen

Lebensmittel	Portionsgröße	kcal pro Portion	Energiedichte	Eiweiß	Ballaststoffe	Wasser	GL	Satt-Mach-Effekt
Cashewnüsse	60 g	341	🔴	🟡	🟢	🔴	🟢	☞
Edelkastanie (Marone)	60 g	104	🟡	🔴	🟢	🟢	🟢	☞
Erdnüsse	100 g	561	🔴	🟢	🟢	🟢	🟢	☞
Haselnüsse	60 g	382	🔴	🔴	🟢	🔴	🟢	☞
Kokosnuss	60 g	215	🔴	🟢	🟢	🟡	🟢	☞
Kokosraspel	15 g	92	🔴	🔴	🟢	🔴	🟢	☞
Kürbiskerne	15 g	84	🔴	🟡	🟢	🔴	🟢	☞
Leinsamen	20 g	74	🔴	🟢	🟢	🟢	🟢	☞
Mandeln	60 g	341	🔴	🟡	🟢	🔴	🟢	☞
Macadamianüsse	60 g	406	🔴	🔴	🟢	🔴	🟢	☞
Paranüsse	60 g	396	🔴	🔴	🟢	🔴	🟢	☞
Pecannüsse	60 g	422	🔴	🔴	🟢	🔴	🟢	☞
Pinienkerne	15 g	36	🔴	🟡	🟡	🔴	🟢	☞
Pistazienkerne	60 g	344	🔴	🟡	🟢	🔴	🟢	☞
Sesam	20 g	112	🔴	🟡	🟢	🔴	🟢	☞
Sonnenblumenkerne	15 g	86	🔴	🟡	🟢	🔴	🟢	☞
Walnüsse	40 g	262	🔴	🔴	🟢	🔴	🟢	☞

EINKAUFS-TABELLEN

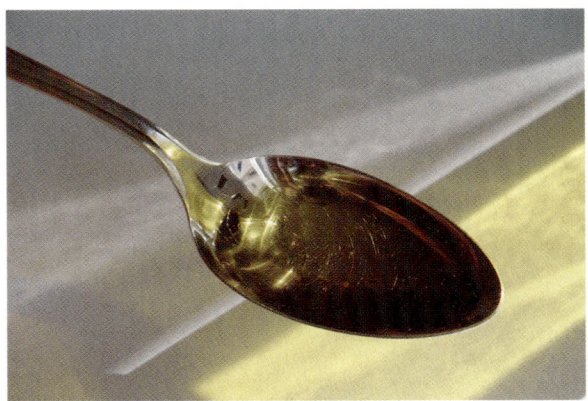

Fette und Öle

Fette und Öle haben insgesamt eine sehr schlechte sättigende Wirkung. Als Geschmacksträger sind sie jedoch nicht wegzudenken. Sie sollten in jeder Mahlzeit in hochwertiger Form aufgenommen werden. Hier ist nur zu beachten, dass sie immer mit Lebensmitteln mit guter sättigender Wirkung kombiniert werden, um ihren eigenen schlechten Sättigungseffekt zu kompensieren.

Fette und Öle

Lebensmittel	Portions-größe	kcal pro Portion	Energie-dichte	Eiweiß	Ballast-stoffe	Wasser	GL	Satt-Mach-Effekt
Butter	10 g	74	🔴	🔴	🔴	🔴	🟢	👎
Butterschmalz	10 g	88	🔴	🔴	🔴	🔴	🟢	👎
Distelöl	10 g	88	🔴	🔴	🔴	🔴	🟢	👎
Erdnussbutter	10 g	60	🔴	🟡	🟡	🔴	🟢	👎
Erdnussöl	10 g	90	🔴	🔴	🔴	🔴	🟢	👎
Gänseschmalz	10 g	88	🔴	🔴	🔴	🔴	🟢	👎
Kokosfett	10 g	88	🔴	🔴	🔴	🔴	🟢	👎
Kürbiskernöl	10 g	88	🔴	🔴	🔴	🔴	🟢	👎
Leinöl	10 g	88	🔴	🔴	🔴	🔴	🟢	👎
Margarine	10 g	72	🔴	🔴	🔴	🔴	🟢	👎
Margarine (Halbfett)	10 g	36	🔴	🔴	🔴	🟡	🟢	👎
Mayonnaise (80 % Fett)	30 g	223	🔴	🔴	🔴	🔴	🟢	👎
Mayonnaise (Salat-mayonnaise 50 % Fett)	30 g	145	🔴	🔴	🔴	🟡	🟢	👎
Olivenöl	10 g	88	🔴	🔴	🔴	🔴	🟢	👎
Rapsöl	10 g	88	🔴	🔴	🔴	🔴	🟢	👎
Remoulade (65 % Fett)	10 g	64	🔴	🔴	🔴	🔴	🟢	👎
Schweineschmalz	10 g	88	🔴	🔴	🔴	🔴	🟢	👎
Sesamöl	10 g	88	🔴	🔴	🔴	🔴	🟢	👎
Sonnenblumenöl	10 g	88	🔴	🔴	🔴	🔴	🟢	👎
Traubenkernöl	10 g	88	🔴	🔴	🔴	🔴	🟢	👎
Walnussöl	10 g	88	🔴	🔴	🔴	🔴	🟢	👎
Weizenkeimöl	10 g	88	🔴	🔴	🔴	🔴	🟢	👎

EINKAUFS-TABELLEN

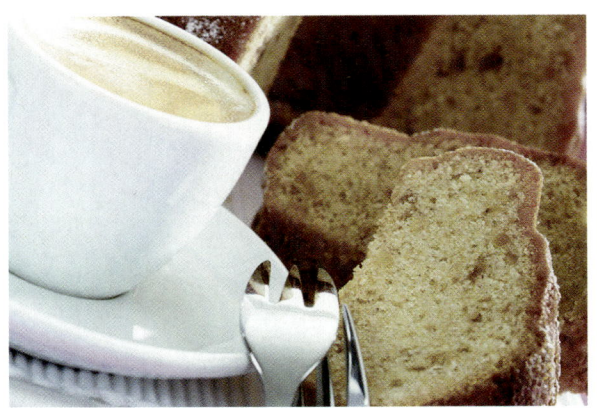

Kuchen, Süßwaren und Knabbereien

Lebensmittel aus dieser Kategorie sind Genussmittel und sollten auch als solche maßvoll in die Ernährung integriert werden. Ihre sättigende Wirkung ist mäßig bis schlecht. Der hohe Zucker- bzw. Stärkegehalt kann schnell Hunger verursachen und damit ein Mehressen fördern.

Gebäck und Plätzchen

Lebensmittel	Portions- größe	kcal pro Portion	Energie- dichte	Eiweiß	Ballast- stoffe	Wasser	GL	Satt-Mach- Effekt
Butterkeks	20 g	96	●	●	●	●	●	👎
Haferflockenplätzchen	50 g	209	●	●	●	●	●	👎
Lebkuchen	40 g	160	●	●	●	●	●	👎

Lebensmittel	Portionsgröße	kcal pro Portion	Energiedichte	Eiweiß	Ballaststoffe	Wasser	GL	Satt-Mach-Effekt
Löffelbiskuit	50 g	207	🔴	🟡	🔴	🔴	🔴	👎
Müslikeks aus Vollkornteig	50 g	221	🔴	🟡	🟢	🔴	🔴	👉
Müsliriegel	25 g	94	🔴	🔴	🟡	🔴	🔴	👉
Nussprinten	20 g	93	🔴	🔴	🔴	🔴	🟡	👎
Vollkornkeks	50 g	236	🔴	🟡	🟢	🔴	🟢	👉

Kuchen und Torten

Lebensmittel	Portionsgröße	kcal pro Portion	Energiedichte	Eiweiß	Ballaststoffe	Wasser	GL	Satt-Mach-Effekt
Apfelstrudel	100 g	165	🟡	🔴	🟢	🟢	🔴	👉
Berliner	55 g	174	🔴	🟡	🔴	🟡	🔴	👎
Biskuitrolle	100 g	273	🔴	🔴	🔴	🟡	🔴	👎
Blätterteig (TK)	100 g	418	🔴	🔴	🔴	🔴	🔴	👎
Butterkuchen	55 g	201	🔴	🔴	🔴	🔴	🔴	👎
Croissant	70 g	356	🔴	🔴	🔴	🔴	🔴	👎
Donau-Welle	70 g	218	🔴	🔴	🔴	🔴	🔴	👎
Eierpfannkuchen	250 g	525	🟡	🟡	🟢	🟢	🔴	👉
Gewürzkuchen	70 g	252	🔴	🔴	🔴	🔴	🔴	👎
Hörnchen	30 g	46	🟡	🔴	🔴	🔴	🟢	👉
Käsekuchen	100 g	310	🔴	🟡	🔴	🟡	🔴	👎
Käsesahnetorte	120 g	251	🟡	🟡	🔴	🟡	🔴	👉
Marmorkuchen	70 g	274	🔴	🔴	🔴	🔴	🔴	👎
Muffins	60 g	130	🟡	🔴	🔴	🔴	🔴	👎
Nusskuchen	50 g	228	🔴	🟡	🟢	🔴	🟡	👉
Obstkuchen, Hefeteig fettarm	100 g	144	🟡	🔴	🟢	🟢	🟡	👉
Obstkuchen, Hefeteig, fettreich	100 g	162	🔴	🟡	🟢	🟢	🟡	👉

Lebensmittel	Portions-größe	kcal pro Portion	Energie-dichte	Eiweiß	Ballast-stoffe	Wasser	GL	Satt-Mach-Effekt
Sachertorte	120 g	404	🔴	🟡	🟢	🔴	🔴	👎
Sandkuchen	70 g	308	🔴	🔴	🔴	🔴	🔴	👎
Schokoladenkuchen	70 g	251	🔴	🟡	🟢	🔴	🔴	👎
Schwarzwälder Kirschtorte	120 g	296	🟡	🔴	🔴	🔴	🔴	👎
Streuselkuchen aus Hefeteig	100 g	376	🔴	🔴	🔴	🔴	🔴	👎
Waffeln	50 g	277	🔴	🔴	🔴	🔴	🔴	👎
Windbeutel	60 g	278	🔴	🔴	🔴	🔴	🔴	👎

Desserts und Süßigkeiten

Lebensmittel	Portions-größe	kcal pro Portion	Energie-dichte	Eiweiß	Ballast-stoffe	Wasser	GL	Satt-Mach-Effekt
Eiscreme	75 g	120	🟡	🔴	🔴	🟢	🟡	👎
Fruchteis	75 g	99	🟡	🔴	🔴	🟢	🟡	👎
Grießpudding	250 g	545	🟡	🟢	🔴	🟡	🟡	👎
Milchspeiseeis	75 g	64	🟢	🔴	🔴	🟢	🟢	👎
Schokoladeneis	75 g	143	🟡	🔴	🔴	🟡	🔴	👎
Sorbet	75 g	104	🟡	🔴	🔴	🔴	🔴	👎
Vanilleeis	75 g	134	🟡	🔴	🔴	🟡	🔴	👎
Rote Grütze	250 g	170	🟢	🔴	🟢	🟢	🟡	👎
Mousse au chocolat	75 g	155	🟡	🔴	🔴	🟡	🔴	👎
Nougat	50 g	237	🔴	🟡	🔴	🔴	🔴	👎
Schokoladenpudding	150 g	449	🟡	🔴	🟡	🟡	🔴	👎
Schokoriegel	60 g	286	🔴	🟡	🟢	🔴	🔴	👎
Vanillepudding	150 g	189	🟡	🔴	🔴	🟡	🔴	👎
Vollmilchschokolade	20 g	107	🔴	🔴	🔴	🟢	🟢	👎
Zartbitterschokolade	20 g	99	🔴	🔴	🟢	🔴	🟢	👎
Gummibärchen	20 g	38	🟡	🔴	🔴	🟢	🔴	👎

Lebensmittel	Portionsgröße	kcal pro Portion	Energiedichte	Eiweiß	Ballaststoffe	Wasser	GL	Satt-Mach-Effekt
Krokant	20 g	90	🔴	🔴	🔴	🔴	🟡	👎
Lakritze	50 g	188	🔴	🔴	🔴	🔴	🔴	👎
Marshmallows	15 g	50	🔴	🔴	🔴	🔴	🔴	👎
Marzipan	75 g	344	🔴	🔴	🟢	🔴	🔴	👎
Pralinen	12 g	49	🔴	🔴	🔴	🔴	🔴	👎

Süße Brotaufstriche

Lebensmittel	Portionsgröße	kcal pro Portion	Energiedichte	Eiweiß	Ballaststoffe	Wasser	GL	Satt-Mach-Effekt
Erdnussbutter	15 g	90	🔴	🟡	🔴	🔴	🟢	👍
Gelee	20 g	56	🔴	🔴	🔴	🟡	🟢	👎
Honig	20 g	61	🔴	🔴	🔴	🔴	🟢	👎
Marmelade	20 g	59	🔴	🔴	🔴	🟡	🟢	👎
Nussmus	20 g	≤30	🔴	🔴	🔴	🔴	🟢	👎
Nuss-Nougat-Creme	20 g	104	🔴	🔴	🔴	🔴	🟢	👎

Salzige Knabbereien

Lebensmittel	Portionsgröße	kcal pro Portion	Energiedichte	Eiweiß	Ballaststoffe	Wasser	GL	Satt-Mach-Effekt
Erdnussflips	25 g	132	🔴	🔴	🔴	🔴	🟡	👎
Käsegebäck	70 g	369	🔴	🟡	🔴	🔴	🔴	👎
Kartoffelchips	25 g	134	🔴	🔴	🔴	🔴	🟡	👎
Nachos (Maischips)	25 g	63	🔴	🔴	🔴	🔴	🟡	👎
Popcorn	50 g	186	🔴	🟡	🟢	🔴	🔴	👎
Salzstangen	20 g	32	🟡	🔴	🔴	🔴	🟢	👎
Studentenfutter	25 g	32	🔴	🟡	🟢	🔴	🔴	👎
Tacos	50 g	188	🔴	🔴	🔴	🟡	🔴	👎

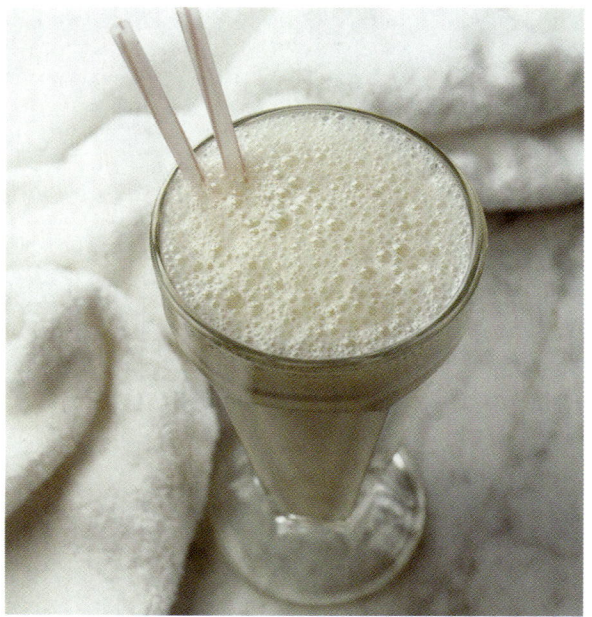

Sportlernahrung

Sportlergetränke und -lebensmittel sind mit Vorsicht zu genießen, insbesondere dann, wenn Sie nicht zum Sport verzehrt werden. Sie sind oft zuckerhaltig und sehr energiereich. Deswegen: Achten Sie beim Einkauf auf das Etikett.

Zuckerfreie Eiweißshakes dagegen ersetzen prima eine Mahlzeit und machen lange satt. Auch als Zwischenmahlzeit sind sie hin und wieder gut geeignet.

Sportlernahrung

Lebensmittel	Portionsgröße	kcal pro Portion	Energiedichte	Eiweiß	Ballaststoffe	Wasser	GL	Satt-Mach-Effekt
Energieriegel mit Haselnuss	35 g	161	🔴	🟡	🟢	🔴	🔴	👆
Power-Eiweiß-Riegel	35 g	76	🟡	🟢	🟡	🔴	🟡	👆
Eiweißshake mit Vanillegeschmack	400 ml	371	🔴	🟢	🔴	🔴	🔴	👍
Energydrink	250 ml	50	🟢	🔴	🔴	🔴	🔴	👆
Molke-Pulver	10 g	35	🔴	🟡	🔴	🔴	🔴	👎
Molkepulver mit Milch	250 ml	230	🟢	🟢	🔴	🟢		👍

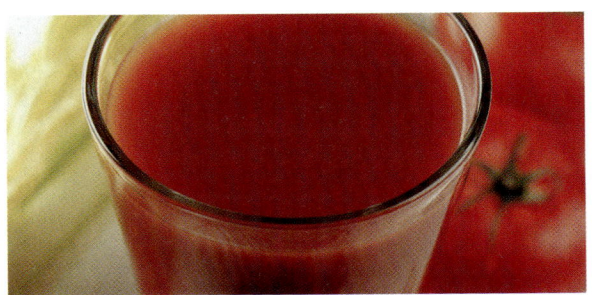

Getränke

Geeignet zum Abnehmen sind kalorienarme oder kalori-
enfreie sowie zuckerfreie Getränke. Sie füllen den Magen und haben damit eine sättigende Wirkung. Trinken Sie
Säfte eher als Zwischenmahlzeit. Sie liefern sonst zu viel
Energie und fruchteigenen Zucker. Zuckerhaltige Getränke
sollten Sie lieber meiden.

Alkoholfreie Getränke

Lebensmittel	Portions- größe	kcal pro Portion	Energie- dichte	Eiweiß	Ballast- stoffe	Wasser	GL	Satt-Mach- Effekt
Ananassaft	200 ml	118	●	●	●	●	●	☞
Apfelsaft	200 ml	98	●	●	●	●	●	☞
Apfelsaftschorle	200 ml	50	●	●	●	●	●	☞
Colagetränk	200 ml	122	●	●	●	●	●	☟
Colagetränk light	200 ml	8	●	●	●	●	●	☟
Cola Mix	200 ml	90	●	●	●	●	●	☟
Eistee	200 ml	64	●	●	●	●	●	☟
Fruchtsaftgetränke	200 ml	94	●	●	●	●	●	☞
Gemüsesaft	200 ml	30	●	●	●	●	●	☞

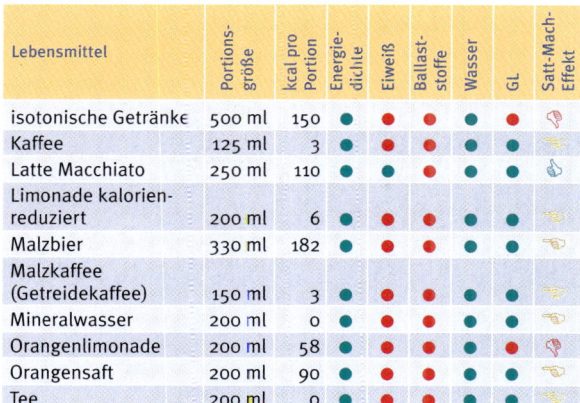

Lebensmittel	Portionsgröße	kcal pro Portion	Energiedichte	Eiweiß	Ballaststoffe	Wasser	GL	Satt-Mach-Effekt
isotonische Getränke	500 ml	150	●	●	●	●	●	👎
Kaffee	125 ml	3	●	●	●	●	●	👎
Latte Macchiato	250 ml	110	●	●	●	●	●	👍
Limonade kalorienreduziert	200 ml	6	●	●	●	●	●	👎
Malzbier	330 ml	182	●	●	●	●	●	👎
Malzkaffee (Getreidekaffee)	150 ml	3	●	●	●	●	●	👎
Mineralwasser	200 ml	0	●	●	●	●	●	👎
Orangenlimonade	200 ml	58	●	●	●	●	●	👎
Orangensaft	200 ml	90	●	●	●	●	●	👎
Tee	200 ml	0	●	●	●	●	●	👎

Alkoholische Getränke erhalten aufgrund ihres hohen Wasseranteils und der geringen GL eine positive Bewertung hinsichtlich ihrer satt machenden Wirkung. Trotzdem ist ausdrücklich darauf hinzuweisen, dass alkoholische Getränke Genussmittel und keine Sattmacher sind.

Alkoholische Getränke

Lebensmittel	Portionsgröße	kcal pro Portion	Energiedichte	Eiweiß	Ballaststoffe	Wasser	GL	Satt-Mach-Effekt
Bier	330 ml	139	●	●	●	●	●	👎
Bier alkoholfrei	330 ml	86	●	●	●	●	●	👎
Branntwein	20 ml	47	●	●	●	●	●	👎
Liköre	20 ml	48	●	●	●	●	●	👎
Spirituosen	20 ml	46	●	●	●	●	●	👎
Weizenbier	330 ml	142	●	●	●	●	●	👎
Weizenbier alkoholfrei	330 ml	76	●	●	●	●	●	👎
Wein (rot/weiß)	130 ml	86	●	●	●	●	●	👎

EINKAUFS-TABELLEN

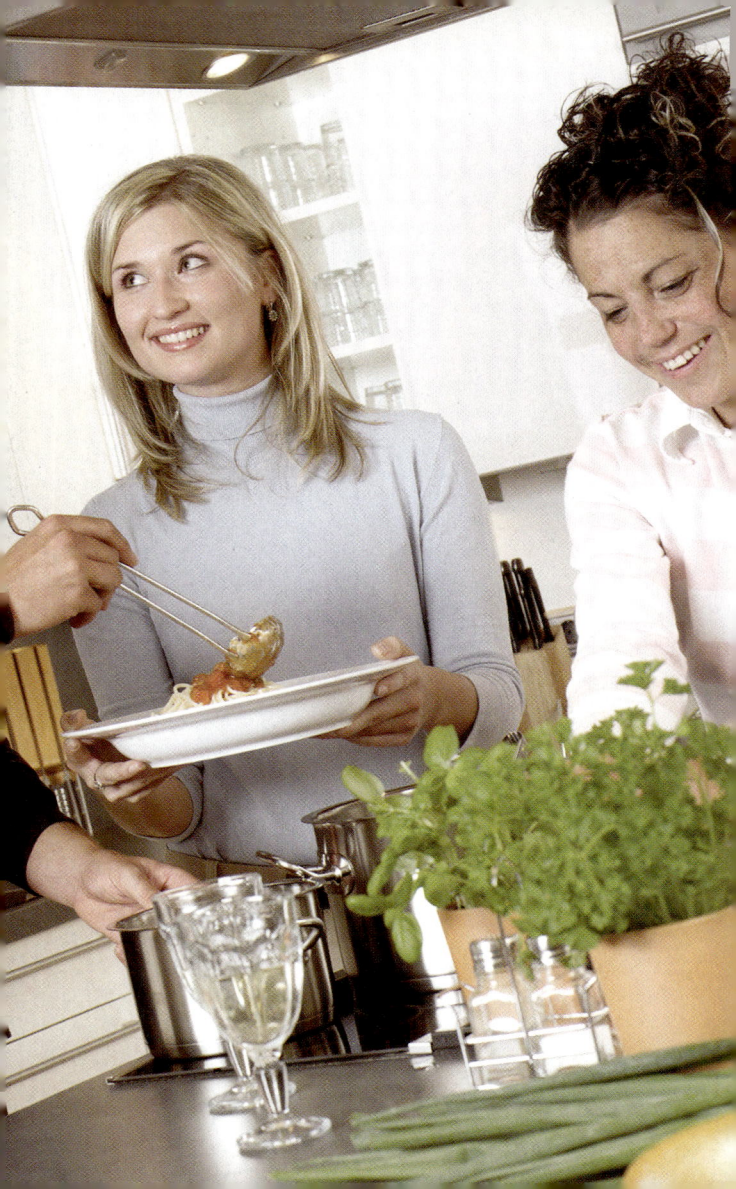

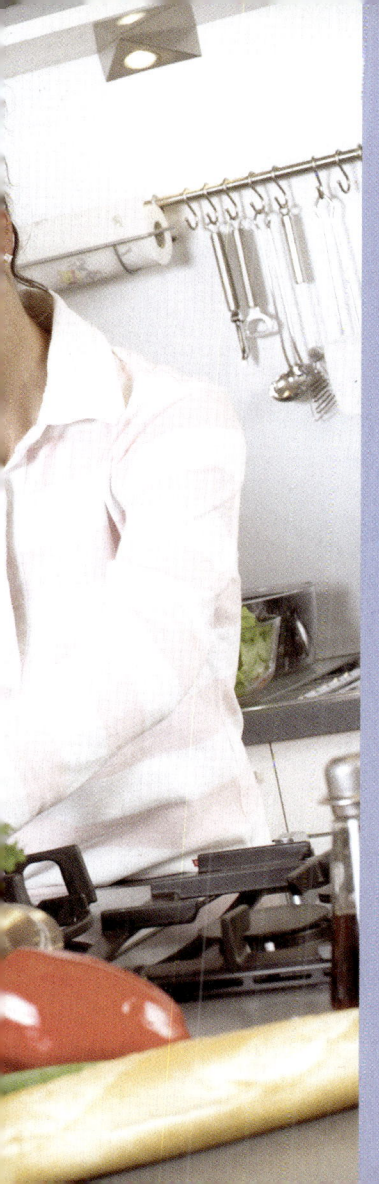

Kochen und unterwegs essen

Wenn Sie beim Außer-Haus-Essen die Regeln der Satt-Mach-Methode beherzigen, können Sie auch in Restaurant, Kantine oder Schnellimbiss ohne Reue essen.
Beim Selbstkochen hat man natürlich am besten unter Kontrolle, was auf dem Teller landet. Vielleicht inspirieren Sie die leckeren Satt-Mach-Rezepte, gesunde und sättigende Köstlichkeiten zu zaubern, die Ihrer schlanken Linie gut tun.

Außer Haus essen

Ob beim Italiener, Chinesen, Griechen, an der Imbissbude oder im Fast-Food-Restaurant – sich satt essen und trotzdem auf die schlanke Linie achten – das funktioniert.

Beachten Sie folgende Regeln:

Im Restaurant

Achten Sie darauf, dass Sie im Restaurant immer ein Gericht bestellen, dass eine Eiweiß- und Gemüsekomponente liefert. Zum Beispiel Steak mit Gemüse und Salat oder Fisch mit Gemüse und Salat. Verzichten Sie auf energiereiche Stärkebeilagen wie Brot.

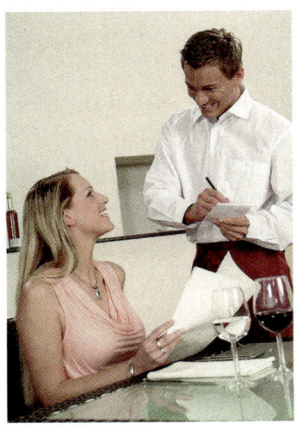

Halten Sie sich auch beim Essen im Restaurant an die Regeln der Satt-Mach-Methode.

Verzichten Sie auf Fett-Kohlenhydrat-Kombinationen wie Pizza oder Nudeln in Sahnesoße. Wählen Sie lieber Nudeln mit Meeresfrüchten oder Nudeln in feiner Tomatensoße. Bei Fleischgerichten in Sahnesoße die Stärkebeilagen weglassen. Zum Beispiel Schweinemedaillons in Gorgonzolasoße mit Salat statt Nudeln. Wenn Sie auf die Stärkebeilage nicht verzichten möchten, dann empfiehlt es sich, Fisch oder Fleisch natur gebraten mit Gemüse und

Kartoffeln oder Reis bzw. Nudeln zu bestellen. Auf diese Weise kombinieren Sie Eiweiße mit Kohlenhydraten.

Statt süßer Desserts bestellen Sie lieber einen frischen Obstsalat, eine Käseplatte oder einen Cappuccino.

Fast Food oder Imbiss

Fast-Food-Essen sollte eher zur Ausnahme gehören, wenn Sie sich gesund und linienbewusst ernähren möchten. Hier bietet die Döner-Bude noch das gesündeste Fast-Food-Essen. Optimieren können Sie das Ganze, indem Sie statt Döner im Fladen, lieber einen Dönerteller bestellen und auf das Fladenbrot verzichten. Lassen Sie sich lieber mehr Salat aufschippen. Und wenn es mal vegetarisch sein soll, dann ist ein Falaffel-Teller (Kichererbsenbällchen) geeignet.

Und wenn Sie mal Heißhunger auf eine Bratwurst haben, dann essen Sie sie lieber ohne Pommes und Brot. Imbissbuden bieten oft Krautsalat als Alternative an.

Kombinieren Sie im Fast-Food-Restaurant einen Burger mit Salat statt mit Pommes. Verzichten Sie außerdem auf gezuckerte Getränke. Wer noch einen Schritt weiter gehen möchte: Essen Sie nur eine Weißbrothälfte des Burgers.

Verzichten Sie beim Asia-Imbiss auf gebackenes Fleisch oder gebackenes Gemüse. Natur gebraten ist gesünder und hat einen besseren Satt-Mach-Effekt. Gehen Sie sparsam mit dem Klebereis um. Er hat eine sehr geringe Sättigungswirkung.

AUSSER HAUS ESSEN

Nehmen Sie sich auch mal etwas mit

Sie haben morgens keine Zeit für ein Frühstück, weil die Zeit knapp ist? Stattdessen rennen Sie zum nächsten Bäcker und nehmen sich eben mal schnell ein Croissant, ein Stück Kuchen oder ein belegtes Brötchen mit? All das sind Hungermacher, die Ihnen die Leistungsfähigkeit rauben. Stehen Sie lieber etwas früher auf und mischen sich einen Joghurt mit Obst. Tiefkühlobst können Sie z.B. am Abend in einer Schüssel über Nacht auftauen. Das spart sogar nervige Schnippelarbeit. Geben Sie zu Ihrem Müsli ein paar Nüsse oder geröstete Samen. Diese gibt es mittlerweile geröstet zu kaufen.

Füllen Sie sich eine Tupperdose mit Cocktailtomaten und Mozzarellakügelchen oder Goudastückchen. Statt Tomaten können Sie auch Weintrauben mitnehmen. All diese Zutaten benötigen keine weitere Schnippelarbeit.

Hartgekochte Eier gibt es schon zu kaufen. Sie sind immer ein guter alternativer Sättigungs-Snack.

Nach dem Motto »an apple each day keeps the doctor away«, sollten Sie sich täglich einen Apfel oder ein anderes praktisches Stück Obst mitnehmen. Hierzu zählen beispielsweise Birne, Banane, Nektarine.

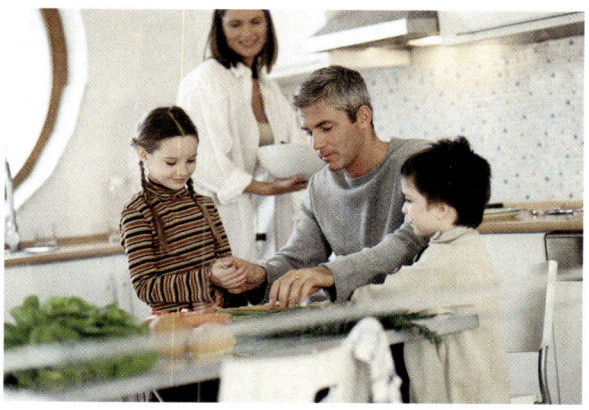

Selbst kochen

V iele Menschen betrachten das Kochen regelrecht als Hobby, das ihnen viel Spaß macht. Kochsendungen im Fernsehen liefern dazu zahlreiche Anregungen und verstärken den Trend. Selbst kochen muss keinesfalls in stundenlange Arbeit ausarten und bietet immer eine Möglichkeit, einen netten Abend mit Freunden zu verbringen.

Wenn Sie mal die Lust zum Kochen packt, dann bereiten Sie doch gleich mehr zu. Dann haben Sie auch schon ein Essen für den nächsten Tag. Oder Sie frieren eine Portion ein und essen sie, wenn es mal schnell gehen muss. Dafür geeignete Gerichte sind Eintöpfe, Chili con Carne, Nudelgerichte, Gemüsepfannen oder Aufläufe.

Kochen Sie doch auch mal nach dem Prinzip »Aus eins mach zwei«. Heute machen Sie sich eine Hähnchenpfanne und morgen schneiden Sie das restliche Hähnchen in den Salat.

Die folgenden Rezepte sollen ein paar Ideen und einen An-
reiz zum Selbstkochen liefern. Alle Gerichte bewirken eine
sehr gute und lang anhaltende Sättigung. Und auch hinsichtlich der einzelnen Satt-Mach-Faktoren Energiedichte,
Eiweißgehalt, Ballaststoffgehalt, Wassergehalt und GL erhalten Sie durchweg eine positive Bewertung.

Alle vorgestellten Rezepte sind für zwei Personen berech-
net. Falls Sie nur für eine Person kochen, müssten Sie also
die Mengenangaben halbieren.

Wirsing mit Lachs und Kichererbsen-plätzchen

Eine Portion dieses Rezeptes liefert 825 kcal.
Eine Portion wiegt 828 g.

Zutaten

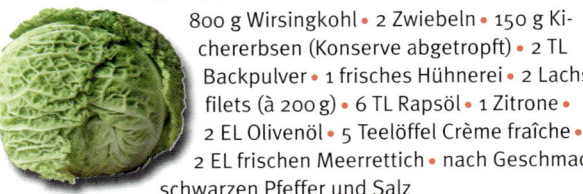

800 g Wirsingkohl • 2 Zwiebeln • 150 g Kichererbsen (Konserve abgetropft) • 2 TL
Backpulver • 1 frisches Hühnerei • 2 Lachsfilets (à 200 g) • 6 TL Rapsöl • 1 Zitrone •
2 EL Olivenöl • 5 Teelöffel Crème fraîche •
2 EL frischen Meerrettich • nach Geschmack
schwarzen Pfeffer und Salz

Zubereitung

- Wirsing putzen, waschen, vierteln. Den Strunk heraus-
schneiden und das Gemüse in feine Streifen schneiden.
- Zwiebeln schälen und fein würfeln.
- Kichererbsen mit dem Pürierstab zerkleinern. Backpulver
und Ei untermischen und mit Salz und Pfeffer würzen.
- Lachsfilets waschen und trocken tupfen. Mit Salz und
Pfeffer würzen.

- Zitrone waschen und in Scheiben schneiden.
- Rapsöl in einem Topf erhitzen, Zwiebel glasig dünsten, den Kohl dazugeben und alles ca. 5 Min. andünsten. Mit Salz und Pfeffer würzen. 1 Tasse Wasser dazugeben und zugedeckt ca. 10 Min. schmoren.
- Den Grill vorheizen. Einen Grillrost mit Alufolie auslegen und den Lachs daraufgeben. Mit etwas Rapsöl besprühen. Die Zitronenscheiben darum herum legen und alles von beiden Seiten goldbraun grillen.
- In der Zwischenzeit in einer beschichteten Pfanne Olivenöl erhitzen und aus dem Kichererbsenteig kleine Plätzchen backen.
- Den Wirsing mit der Crème fraîche ablöschen und weitere 5 Min. bei kleiner Hitze köcheln lassen.
- Meerrettich schälen, waschen und fein raspeln. Vor dem Servieren unter den Wirsing mischen.
- Den Lachs mit den Zitronenscheiben und den Kichererbsenplätzchen zum Gemüse servieren.

Seeteufel-Medaillons

Dieses Rezept liefert pro Portion 817 kcal.
Eine Portion wiegt 868 g.

Zutaten

1 Zwiebel • 1 EL Rapsöl • 150 g rote oder schwarze Linsen • 400 g Blattspinat (frisch oder TK) • 400 g Seeteufel (oder einen anderen Seefisch) • 2 EL Pinienkerne • 20 g Basilikum • 50 g Butter • 2 Schalotten • 400 g Tomaten (Konserve abgetropft) • 2 EL Saft einer Zitrone • 2 EL Olivenöl • nach Geschmack Pfeffer und Salz.

Zubereitung

- Zwiebel schälen und sehr fein hacken.
- In einem Topf das Rapsöl erhitzen, Zwiebel darin glasig dünsten. Linsen dazugeben und kurz mit dünsten. Mit Salz und Pfeffer würzen, und mit etwas Wasser aufgießen, so dass die Linsen gerade bedeckt sind. Bei kleiner Hitze weiter köcheln lassen. Nach Bedarf etwas Wasser zugeben. Die Linsen müssen am Ende zu Mus verkocht sein.
- Spinat waschen, putzen und auf einem Sieb abtropfen lassen.
- Fischfilet waschen, abtupfen und mit dem Zitronensaft beträufeln. In 4 Stücke schneiden.
- Pinienkerne in einer Pfanne ohne Fett goldbraun rösten, hacken.
- Basilikumblättchen waschen und hacken. Beides mit der Hälfte der Butter vermischen.
- Schalotten schälen und fein würfeln. In einer beschichteten Pfanne die restliche Butter erhitzen, die Schalottenwürfel darin glasig dünsten. Spinat dazugeben, mit Salz und Pfeffer würzen und bei milder Hitze ca. 10 Min. garen. Die abgetropften Tomaten dazugeben, vorsichtig vermischen und nur noch kurz erhitzen.
- Olivenöl in einer weiteren beschichteten Pfanne erhitzen. Die Fisch-Medaillons trocken tupfen, mit Salz und Pfeffer würzen und von beiden Seiten je ca. 5 Min. goldbraun braten.
- Die Linsen mit einem Schneebesen zu Püree rühren.
- Spinat auf einem Teller anrichten, darauf die Fisch-Medaillons anrichten, Pinienkernbutter darüber geben. Das Linsenpüree dazu servieren.

Kassler mit Nuss-Lauch und Möhren

Dieses Rezept liefert pro Portion 849 kcal.
Eine Portion wiegt 692 g.

Zutaten

300 g Kasseler • 40 g Senf
(scharf) • 1 EL Rapsöl •
3 Stangen Lauch • 1 Tasse
Gemüsebrühe • 2 EL Sem-
melbrösel • 3 TL weiche Butter • 80 g gemahlene Ha-
selnüsse • 300 g Möhren •
1 EL Olivenöl • 1 TL Butter •
nach Geschmack Pfeffer und
Salz

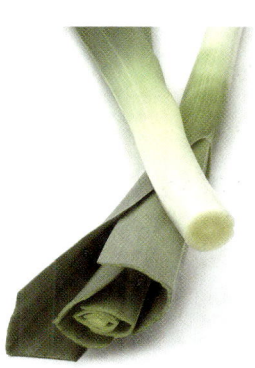

Zubereitung

▮ Den Kassler mit Senf bestreichen. In einer beschichteten
Pfanne das Bratfett erhitzen und das Fleisch von beiden
Seiten kurz anbraten. Auf kleiner Flamme noch ca. 10 Min.
weiter garen.

▮ Lauch putzen, waschen, halbieren. In der Gemüsebrühe
3 Minuten blanchieren, abtropfen lassen.

▮ Semmelbrösel und Haselnüsse mit 3 TL weicher Butter
verkneten. Mit Salz und Pfeffer würzen.

▮ Möhren waschen, putzen und grob zerkleinern. Mit etwas
Salzwasser weich garen.

▮ In der Zwischenzeit Olivenöl in einer flachen feuerfesten
Form erhitzen. Die Lauchstangen nebeneinander ein-
schichten und kurz anbraten. Die Nussmischung daraufgeben und alles im Grill ca. 5–10 Min. überbacken.

▮ Möhren abtropfen und durch ein Gemüsesieb streichen,
restliche Butter zugeben und mit Salz und Pfeffer abschmecken.

Hähnchenbrust Piri-Piri

Dieses Rezept liefert pro Portion 753 kcal.
Eine Portion wiegt 840 g.

Zutaten

200 g dicke Bohnen (frisch oder aus der Konserve) • 2 Tassen Gemüsebrühe • 5 g Bohnenkraut • 4 EL Olivenöl • 3 TL Paprika edelsüß • $\frac{1}{2}$ TL Zucker • 100 g Chilischote • 400 g Hähnchenbrust • 20 ml Portwein • 150 g rote Gemüsepaprika • 3 Schalotten • 30 g Balsamico-Dressing • 100 g frischen Spinat • 20 g schwarze Oliven • nach Geschmack jodiertes Salz

Zubereitung

▮ Die dicken Bohnen von den Schoten pellen und bei mittlerer Hitze in der Gemüsebrühe mit dem Bohnenkraut ca. 10 Minuten kochen, abgießen und die Bohnenkerne aus den Häuten lösen.

▮ In der Zwischenzeit 2 EL Olivenöl, Paprika, eine Prise Salz und Zucker verrühren.

▮ $\frac{1}{2}$ Chilischote putzen, waschen, längs einritzen, entkernen und fein hacken. In die Ölmischung rühren.

▮ Hähnchen waschen und trocken tupfen. Mit dem Chili-Öl rundherum bepinseln.

▮ Restliche Chilischote ebenfalls klein hacken.

▮ Restliches Olivenöl in einer beschichteten Pfanne erhitzen, die Hähnchen darin von beiden Seiten knusprig braten, die restl. Chilischote dazugeben, und alles ca. 10 Min. garen. Dann den Portwein dazugeben und bei schwacher Hitze noch 5 Min. köcheln lassen.

▮ Paprika putzen, waschen und in feine Streifen schneiden.

▮ Schalotte abziehen und sehr fein würfeln.

- Balsamico-Dressing mit Bohnen, Paprika und Zwiebeln vermischen und ca. 20 Min. ziehen lassen.
- Spinat waschen und in mundgerechte Stücke zerteilen.
- Oliven klein schneiden und vor dem Servieren mit dem übrigen Salat vermischen.

Gefüllte Putenschnitzel mit Avocado-Ziegenkäse-Püree

Dieses Rezept liefert pro Portion 621 kcal.
Eine Portion wiegt 535 g.

Zutaten

300 g Putenschnitzel •
1 EL Pesto • 2 Holz-
spießchen • 50 g fri-
schen Meerrettich •
100 g Avocado • 1 EL
Rapsöl • 2 EL Olivenöl • 100 g Ziegen-

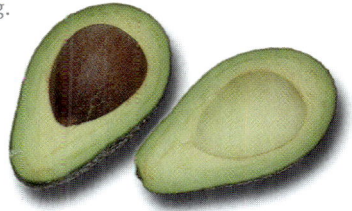

frischkäse • 100 g Kopfsalat • 50 g Mohrrübe • 30 g Zwiebeln •
100 g Gurke • 100 g Paprikaschoten • 100 g Tomaten • 1 TL
Kräuteressig • jeweils 1 TL Schnittlauch und Blattpetersilie

Zubereitung

- Putenschnitzel waschen und trocken tupfen und mit ei-
nem scharfen Messer eine Tasche schneiden. Pesto in die
Tasche füllen und mit Holzspießchen feststecken.
- Meerrettich schälen und in feine Streifen schneiden.
- Avocado schälen, Kern entfernen und in kleine Stücke
schneiden.
- In einer beschichteten Pfanne Rapsöl erhitzen und die Pu-
tenschnitzel darin von beiden Seiten anbraten. Bei kleiner
Hitze noch ca. 15 Minuten fertig garen. Kurz vor Schluss
die Meerrettichstreifen dazugeben und mitbraten.

- In einem Stieltopf ein Teil des Olivenöls erhitzen, den Ziegenfrischkäse dazugeben und bei kleiner Flamme weich werden lassen. Die Avocadostücke untermischen und alles pürieren. Mit Salz und Pfeffer abschmecken. Die Meerrettichstreifen über das Püree geben und mit dem Fleisch servieren.
- Dazu passt ein Salatteller aus Kopfsalat, Mohrrübe, Zwiebeln, Gurke, Paprikaschote, Tomaten. Aus Kräuteressig und Rapsöl ein Dressing herstellen. Salzen und pfeffern. Die gehackten frischen Kräuter untermischen. Alles zusammen über den Salat geben.

Lammlachse mit Nuss-Obst-Risotto

Dieses Rezept liefert pro Portion 725 kcal.
Eine Portion wiegt 595 g.

Zutaten

2 Zwiebeln • 3 TL Olivenöl • 30 g Risotto-Reis (Rohgewicht) • 30 g Nüsse grob gehackt • 10 g Aprikose getrocknet – klein geschnitten • 10 g Rosinen • 10 g Pflaumen getrocknet – klein geschnitten • 400 g Lammlachse (mageres Fleisch aus dem Kotelettstrang) • 35 g Senf mittelscharf • 150 g Kirschtomaten • 5 TL Korianderblättchen • 250 g Prinzessbohnen (TK) • 1 EL Rapsöl • 1 TL Kräuteressig • etwas getrocknetes Bohnenkraut • nach Geschmack 1 TL jodiertes Salz und Pfeffer.

Zubereitung

- Zwiebel schälen und fein würfeln. In einer beschichteten Pfanne 1 TL Olivenöl erhitzen, Zwiebel glasig dünsten. Den Risotto dazu geben und mit anbraten. Mit etwas Wasser auffüllen, rühren und ca. 10 Min. köcheln lassen. Mit Salz und Pfeffer würzen. Nach und nach die Nüsse

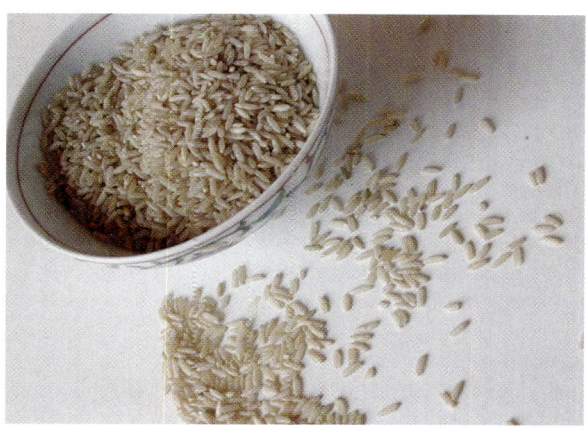

und das Obst untermischen, jeweils nach Bedarf Wasser zugeben. Den Reis ausquellen lassen.

▮ Die Lammlachse mit Salz und Pfeffer würzen und mit dem Senf bestreichen. In einer beschichteten Pfanne das restl. Olivenöl erhitzen und das Fleisch von jeder Seite ca. 5 Min. anbraten.

▮ In der Zwischenzeit die TK-Bohnen in Salzwasser garen.

▮ Lamm aus der Pfanne nehmen und in Alufolie einwickeln, ca. 5 Min. ruhen lassen.

▮ In der heißen Pfanne die Kirschtomaten kurz von allen Seiten anschmoren.

▮ Korianderblättchen waschen, abzupfen und fein schneiden. Bohnen abtropfen und aus Rapsöl und Kräuteressig und etwas Wasser ein Dressing herstellen. Bohnen salzen und pfeffern. Getrocknetes Bohnenkraut hinzufügen. Das Dressing darübergießen.

Kräuter-Omelette mit Pilzen und Speck

Dieses Rezept liefert pro Portion 508 kcal.
Eine Portion wiegt 431 g.

Zutaten
3 Hühnereier • 100 ml Milch (1,5 % Fett) • 100 g gehackte
Kräuter • 1 g Muskatnuss • 200 g Pilze • 1 Zwiebel • 1 TL Rapsöl • 100 g Schinkenspeck vom Schwein • 100 g Sahne (30 %
Fett) • 3 TL Butter • nach Geschmack 1 TL jodiertes Salz und
schwarzer Pfeffer.

Zubereitung
▌ Eier mit der Milch verschlagen. Die gehackten Kräuter un-
terziehen und mit Salz, Pfeffer und Muskat würzen.
▌ Pilze verlesen, säubern und in mundgerechte Stücke
schneiden.
▌ Zwiebel schälen und fein würfeln. Rapsöl in einer beschichteten Pfanne erhitzen. Zwiebel dazugeben und glasig dünsten. Speck mit anbraten. Die Pilze zugeben und
mit Salz und Pfeffer kräftig würzen. Sahne angießen und
bei starker Hitze etwas einkochen lassen. Vom Herd nehmen.
▌ In einer weiteren beschichteten Pfanne die Hälfte der
Butter erhitzen, die Hälfte des Omelett-Teiges dazugeben
und von beiden Seiten backen. Die Hälfte der Pilzmi-
schung daraufgeben, auf einen Teller gleiten lassen und
klappen. Mit der zweiten Hälfte ebenso verfahren.

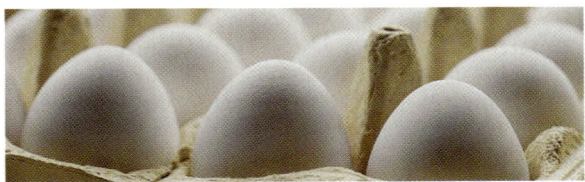

Kichererbsen-Gemüse-Salat mit Schafskäse

Dieses Rezept liefert pro Portion
772 kcal.
Eine Portion wiegt 631 g.

Zutaten

425 g Kichererbsen (Konserve abgetropft) • 150 g frischen Blumenkohl • 150 g Brokkoli • 100 g Tomaten • 100 g Lauchzwiebel • 100 g Endivien • 100 g Radicchio • 40 g Pinienkerne • 150 g Schafskäse • 1 EL Olivenöl • 1 EL Rapsöl • 2 EL Saft einer Zitrone • nach Geschmack jodiertes Salz und Pfeffer • ½ TL Zucker.

Zubereitung

- Blumenkohl und Brokkoli putzen, waschen und sehr fein hobeln (Gurkenhobel).
- Tomaten waschen und in Scheiben schneiden.
- Lauchzwiebel putzen, waschen und schräg in dünne Streifen schneiden.
- Endivie putzen, waschen und in feine Streifen schneiden.
- Radicchio putzen, waschen und in Blätter zerteilen.
- Korianderblättchen waschen und grob hacken.
- Oliven- und Rapsöl, Salz, Pfeffer, Zucker und Zitronensaft in einen Dressing-Shaker geben und gut schütteln.
- Radicchioblätter auf einer Platte verteilen und die Kichererbsen, den Brokkoli/Blumenkohl, Endivien und Tomaten darauf anrichten. Mit dem Dressing beträufeln. Schafskäse zerbröckeln und darüberstreuen. Korianderblättchen ebenfalls darüberstreuen. Pinienkerne in einer Pfanne trocken rösten und vor dem Servieren auf den Salat geben.

SELBST KOCHEN

Orientalischer Kichererbseneintopf

Dieses Rezept liefert pro Portion 268 kcal.
Eine Portion wiegt 390 g.

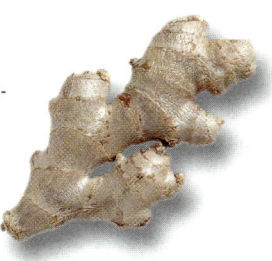

Zutaten

150 g Kichererbsen (Konserve abgetropft) • 20 g Ingwerknolle • 80 g
frische Zwiebeln • 80 g Chilischote • $\frac{1}{2}$ TL Knoblauch • 400 g ge-
schälte Tomaten aus der Dose • 2
EL Olivenöl • $\frac{1}{2}$ TL Zimt • 3 TL Garam Massala • 1 EL Saft einer Zi-
trone • 5 g Minzblättchen • 10 g Koriander • 4 TL Sauerrahm
• nach Geschmack Salz und schwarzen Pfeffer.

Zubereitung

▌ Kichererbsen auf einem Sieb abtropfen lassen.
▌ Ingwer, Zwiebeln, Chili und Knoblauch putzen und fein
  hacken.
▌ Tomaten in grobe Stücke schneiden.
▌ Olivenöl in einem großen Topf erhitzen. Zwiebeln, Chili,
  Knoblauch und Ingwer darin andünsten. Tomaten zugeben und kurz mit dünsten. Kichererbsen und ca. 400 ml.
  Wasser zugeben. Mit Salz, Pfeffer, Zimt, Garam Massala
  und Zitronensaft würzen. Kurz aufkochen lassen.
▌ Die Minzeblättchen waschen und sehr fein hacken. Dazugeben und alles ca. 10 Min köcheln lassen und noch einmal abschmecken.
▌ Korianderblättchen waschen und fein hacken. Kurz vor
  dem Servieren über den Eintopf geben und mit Sauerrahm verfeinern.

Fenchelsalat mit Honighähnchen

Dieses Rezept liefert pro Portion 645 kcal.
Eine Portion wiegt 866 g.

Zutaten

400 g Hähnchenbrustfilet • 2 EL Rapsöl • 20 g Ingwerknolle,
80 g Schalotten • 80 g Sellerie • 1 EL Saft einer Zitrone • 250 g
Tomaten (Konserve abgetropft) • 5 TL Honig • 2 Orangen •

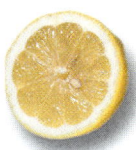 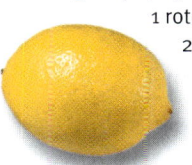 1 rote Zwiebel • 400 g Fenchel •
2 EL Obstessig • 2 EL Wal-
nussöl • 1 EL Orangensaft
• nach Geschmack Salz •
Pfeffer und Curry.

Zubereitung

▌ Hähnchen waschen, trocken tupfen und in mundgerechte
Stücke schneiden. Rapsöl in einer beschichteten Pfanne
erhitzen, Hähnchen dazugeben und von allen Seiten anbraten. Anschließend salzen und pfeffern.

▌ Sellerie, Ingwer und Schalotte putzen und sehr fein würfeln. Zu dem Hähnchen geben und kurz mitbraten. Toma-
tenstücke und die Hälfte des Honigs dazugeben und bei
kleiner Hitze ca. 10 Min. weiter köcheln lassen.

▌ Orangen filetieren.

▌ Rote Zwiebel schälen und in feine Ringe schneiden.

▌ Fenchel putzen, waschen und sehr fein hobeln (Gurkenhobel).

▌ Aus Orangensaft, restl. Honig, Essig, Salz, Pfeffer und Wal-
nussöl ein Dressing rühren.

▌ Die Zwiebel und den Fenchel als Salat auf einem Teller
anrichten und mit dem Dressing beträufeln. Die Orangen-
filets dekorativ auf dem Salat drapieren.

▌ Das Hähnchen mit Salz, Pfeffer, Curry und Zitronensaft
abschmecken und zum Salat servieren.

SELBST KOCHEN

*Bibliografische Information
der Deutschen Nationalbibliothek*
Die Deutsche Nationalbibliothek verzeichnet diese Publikation in der Deutschen Nationalbibliografie; detaillierte bibliografische Daten sind im Internet über http://dnb.d-nb.de abrufbar.

Programmplanung: Uta Spieldiener

Redaktion: Anne Bleick
Bildredaktion: Christoph Frick

Umschlaggestaltung und Layout:
CYCLUS · Visuelle Kommunikation, Stuttgart

Bildnachweis:
Umschlagfoto vorn: Chris Meier
Umschlagfoto hinten: Chris Meier
Fotos im Innenteil:
Creativ Collection: S. 8, 24, 25, 40, 68, 106; Dynamic Graphics: S. 107; Eigene Bilder der Thieme Verlagsgruppe: S. 80; Christoph Frick: S. 82, Chris Meier: S. 3, 103; Photo Alto: S. 10/11, 15, 53, 64, 70, 73, 97; Photo Disc: S. 12, 13, 19, 21, 22, 27, 30 unten, 33 unten, 43, 44/45, 58, 88, 90, 98, 99, 101, 102, 108, 109; Scorpius: S. 33 oben, 42; Renate Stockinger: S. 30 oben, 48, 105
Die abgebildeten Personen haben in keiner Weise etwas mit dem Inhalt des Buches zu tun.

© 2007 TRIAS Verlag in MVS Medizinverlage Stuttgart GmbH & Co. KG
Oswald-Hesse-Straße 50, 70469 Stuttgart

Printed in Germany

Satz: Fotosatz Buck, Kumhausen
gesetzt in QuarkXPress
Druck: Westermann Druck Zwickau GmbH, Zwickau

Gedruckt auf chlorfrei gebleichtem Papier

ISBN 978-3-8304-3372-9   1 2 3 4 5 6

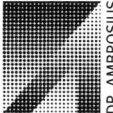